indayi

edition

D1695286

DAINU-VEGAN = VEGANE ERNÄHRUNG

— WEIZEN

— ZUCKER

+ ÖL

Ohne Mangelerscheinungen!

Besuche uns im Internet:

www.indayi.de

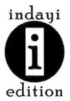

edition

Bibliografische Information der Deutschen Nationalbibliothek:

Die Deutsche Nationalbibliothek verzeichnet diese Publikation in der Deutschen Nationalbibliografie; detaillierte bibliografische Daten sind im Internet über http://dnb.d-nb.de abrufbar.

1. Auflage Juli 2017

© indayi edition, Darmstadt

Bildnachweise: Moringa – © amazingwellnessmag.com, Palmöl © oneVillage Initiative, via Wikimedia Commons, Okra geschnitten © Aravind Sivaraj via Wikimedia Commons, Ölflasche mit Rosmarin und rotem Pfeffer © Wagschal via Pixelio

Umschlaggestaltung, Satz und Lektorat: Birgit Pretzsch

Printed in Germany

ISBN-13: 978-3-946551-97-3

Dantse Dantse

DAINU-VEGAN

Das Referenzbuch
der veganen Ernährung
für Fleischliebhaber

DAINU-VEGAN

ohne Weizen, ohne Zucker

der perfekte Ernährungsstil
für erfolgreiche Menschen

Kompletter Körper- und
Psyche-Reset in 35 Tagen

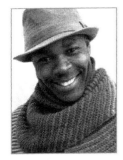

Über den Autor

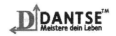

Dantse Dantse ist gebürtiger Kameruner, hat in Deutschland studiert und lebt seit über 25 Jahren in Darmstadt. Er ist Vater von fünf Kindern, eine Art von Mensch, die man üblicherweise Lebenskünstler nennt. Unkonventionell, frei in seiner Person und in seiner Denkweise, unabhängig von Etabliertem, das er aber voll respektiert.

Als Kind lebte er mit insgesamt 25 Kindern zusammen. Sein Vater hatte drei amtlich verheiratete Frauen gleichzeitig, alle lebten in einer Anlage zusammen. Da bekommen Werte, wie Geben, Teilen, Gefühle, Liebe, Eifersucht, Geduld, Verständnis zeigen uvm. andere Akzente, als in einer sogenannten „normalen" Familie. Diese Kindheitserlebnisse, seine afrikanischen Wurzeln, der europäische Kultureinfluss auf ihn und seine jahrelangen Coachingerfahrungen lassen ihn manches anders sehen, anders handeln und anders sein, das hat etwas Erfrischendes.

Als erster Afrikaner, der einen in Deutschland einen Buchverlag, indayi edition, gegründet hat und als unkonventioneller Autor schreibt und veröffentlicht er gerne Bücher die seine interkulturellen Erfahrungen widerspiegeln, Bücher über Werte und über Themen, die die Gesellschaft nicht gerne anspricht und am liebsten unter den Teppich kehrt, die aber Millionen von Menschen betreffen, wie zum Beispiel Homosexualität in Afrika, weibliche Beschneidung, Sexualität, Organhandel, Rassismus, psychische Störungen, sexueller Missbrauch usw. Er schreibt und publiziert Bücher, die das Ziel haben, etwas zu erklären, zu verändern und zu verbessern – seien es seine Ratgeber, Sachbücher, Romane, Kinderbücher oder politischen Blog-Kommentare.

Inspiriert von seinen Erkenntnissen und Kenntnissen aus Afrika, die er in vielen Lehren gelernt hat, von seinen eigenen extremen Erfahrungen und Experimenten – wie z.B. der übertriebene Aufnahme von Zucker, um die Wirkung auf die Psyche zu untersuchen – von wissenschaftlichen Studien und Forschungen und von Erfahrungen aus anderen Teilen der Welt hilft er durch sein Coaching sehr erfolgreich Frauen, Männern und Kindern in den Bereichen Ernährung, Gesundheit, Karriere, Stress, Burnout, Spiritualität, Körper, Familie und Liebe. Mit Dantse Dantse meistert man sein Leben!

Sein unverwechselbarer Schreibstil, geprägt von seiner afrikanischen und französischen Muttersprache, ist sein Erkennungsmerkmal und wurde im Text erhalten und nur behutsam lektoriert.

DantseLOGIK™
Meistere dein Leben

DantseLOGIK™
Meistere deine Beziehung

DantseLOGIK™
Meistere deine Familie

DantseLOGIK™
Meistere dein Gewicht

DantseLOGIK™
Meistere deine Gesundheit

DantseLOGIK™
Meistere deine Karriere

DantseLOGIK™
Meistere deine Kommunikation

DantseLOGIK™
Meistere deine Krise

DantseLOGIK™
Meistere deinen Stress

DantseLOGIK™
Meistere deine Männlichkeit

DantseLOGIK™
Meistere deine Weiblichkeit

Alle Marken von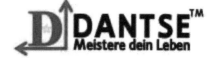

Coaching, das wie Magie wirkt – das ist das Motto der

DantseLOGIK™
Meistere dein Leben

- DantseLOGIK. Logik, die Wunder wirkt.
- DantseLOGIK. Logik, die bewegt.
- DantseLOGIK. Logik, die glücklich macht.
- DantseLOGIK. Die Kraft zum Erfolg.
- DantseLOGIK. Heilt. Wirkt. Garantiert.

Cool, aber top gesund kann die Ernährung sein.
DAINU-VEGAN:
ein krankheitsbekämpfender Ernährungsstil, der so gut schmeckt!

DAINU-VEGAN: eine andere Ernährungsphilosophie für Fleischliebhaber, die frei, glücklich, gesund macht und dazu schmeckt – ohne angereicherte Produkte, ohne Nahrungsergänzungsmittel, ohne Mangelerscheinungen. Eine Ernährungsart, bei der die Mahlzeiten mit Genuss satt und glücklich machen und Zivilisationskrankheiten vorbeugen, sie bekämpfen oder gar heilen.

DAntse Intermediäre NUtrazeutische VEGANe Ernährung – DAINU-VEGAN – ist eine zeitweise vegane Ernährung minus Weizen- und Zuckerprodukte. Sie erneuert in nur 5x7 Tagen im Jahr den Geist und den Körper von Fleischliebhabern – ein Körper- und Psyche-Reset! Eine coole Ernährungsphilosophie, wenn man nicht auf Fleisch und Fisch verzichten will und seinem Körper in kürzester Zeit vollständige Erholung gönnen will.

Aber mit welchen Lebensmitteln geht das, damit keine Mangelerscheinungen entstehen?

Die Nachteile einer rein veganen Ernährung sind die Mangelerscheinungen durch unzureichende Aufnahme wichtiger Nährstoffe, wie Proteinen, Vitaminen B12, B2, B6, B9 (Folsäure), Calcium, Eisen, Zink, Aminosäuren und Omega-3 Fettsäuren. Viele Veganer sind gezwungen Nahrungsergänzungsmittel und angereicherte Präparate einzunehmen, um den Mangel auszugleichen. Das Problem aber ist, dass die meisten dieser Produkte industriell hergestellt werden und bestimmte chemische und maschinelle Prozesse durchlaufen, die diese, egal was behauptet wird, nicht mehr *natürlich* machen. Viele dieser Produkte enthalten Schadstoffe und haben langfristig gesehen noch viel schlimmere Nebenwirkungen, als eine dauerhafte Ernährung mit konventionellem Fleisch. Somit verliert die vegane Ernährung ihren Wert als gesunde Ernährung. Dazu kommen häufig viele Lebensmittel, die Weizen und Zucker enthalten, was die vegane Ernährung nicht unbedingt nutrazeutisch macht.

Mit DAINU-VEGAN ist das Problem gelöst. Mit den DAINU-VEGAN -Nährwerttabellen ausgewählter Lebensmittel in diesem Buch kann sich jeder vegan ernähren und seinen Nährstoffbedarf vollständig decken – ohne externe Hilfe, ohne Kopfschmerzen, ohne zu rechnen, ohne künstliche Produkte – und so seinen Körper und seine Körperfunktionen in 35 Tagen erneuern und sich selbst neue Energie geben. In diesen 35 Tagen erleben Menschen, die DAINU-VEGAN getestet haben, ein

Wunder an Körper und Psyche. Mit nur 35 Tagen im Jahr werden sie Zeuge:

☺ einer erstaunlichen Umwandlung des „Ich"

☺ des Gewichtverlustes, trotz sattgegessenen Bauchs

☺ der Verbesserung der Hautstruktur

☺ eines unglaublichen Glücksgefühls

☺ einer Liebe zu Lebensmitteln

☺ der Energie- und Leistungssteigerung

☺ der Steigerung der Potenzkraft und der Libido

☺ des Muskelaufbaus ohne große sportliche Aktivitäten, fast im Schlaf, durch Nahrungsmittel, die Muskeln von allein aufbauen

☺ des spontanen Rückgangs von Stress, Migräne, Kopfschmerzen, psychosomatischen Leiden, depressiven Stimmungen und Zivilisationskrankheiten

☺ dass sie sich jünger und fitter fühlen

Dantse Dantse ist Deutschlands bekanntester Ratgeberbuchautor mit afrikanisch inspiriertem Touch. Tausende von Menschen verdanken ihm durch seine Bücher oder persönliches

Coaching ihre Gesundheit. Seine Ratgeber sind ein „MUST HAVE" für Veganer, Vegetarier und Fleischliebhaber. Mit seinem interkulturellen Schatz bereichert er seine Leser mit neuen Akzenten, wie kaum ein anderer Ernährungsautor und bringt Menschen dazu, sich neu zu entdecken und neue Erkenntnisse zu sammeln.

> Sein Motto ist es, Menschen glücklich zu machen und dies geht nur mit der Liebe. Die Liebe zu sich selbst, die Liebe, seinem Körper etwas Gutes zu tun, die Liebe zu dem, was man isst, ja, die Liebe zu Lebensmitteln.

Vorwort:
Fleisch-, Milch-, Weizen- und Zucker-Fasten auf Zeit macht gesund

Wenn du Fleisch, Milch und Milchprodukte, Weizen und Zucker fastest, hilfst du deinem Körper sich selbst von zahlreichem Müll zu befreien und sich neu zu regenerieren. Zeitweises Fasten dieser Lebensmittel führt auch dazu, dass man langfristig viel weniger dieser Produkte zu sich nimmt und somit gesünder lebt.

Diese Art von Fasten während eines Monats bedeutet eine lange Pause von Fleisch-, Milch-, Weizen- und Zuckerprodukten. Das ist Medizin für den Körper und die Psyche. Monatliches Fasten verhindert nicht nur die Gewichtszunahme, sondern hilft dem Körper Schadstoffe auszuscheiden.

Ein Grundunterscheid zwischen der afrikanischen und der westlichen Vorstellung des Menschen liegt darin, dass die afrikanische Kultur Dinge (das bedeutet auch die Nahrungsmittel und die Ernährung) nicht als Einzelnes betrachtet. Der Mensch ist als Ganzes zu sehen und lebt in einer Umgebung, die einen

Einfluss auf ihn hat. Deswegen ist auch die Nahrungsaufnahme mit dem gesamten Bio-Rhythmus verknüpft. Das heißt, dass die Auswahl dessen, was man isst, auch saisonal bestimmt ist. Letztendlich bedeutet das wiederum, dass es immer Pausen zwischen dem Verzehr bestimmter Lebensmittel gibt.

Lange Pausen zwischen der Aufnahme unterschiedlicher Lebensmittel entsprechen am ehesten dem biologischen Rhythmus des menschlichen Körpers und helfen dem Menschen, den Spiegel der Nährstoffe zu regulieren und die Abfallstoffe des Körpers regelmäßig zu entsorgen. Man hat so weder zu viel noch zu wenig eines bestimmten Stoffes in sich. So werden Mangelerscheinungen vermieden, denn nicht die Fülle, sondern die richtige Auswahl von Lebensmitteln zum richtigen Zeitpunkt macht gesund und glücklich.

DAINU-VEGANE Ernährung wirkt sich positiv auf die Lebenserwartung aus, sie regt den Stoffwechsel an und bekämpft:

☹ Diabetes

☹ Kardiovaskuläre Erkrankungen

☹ Krebs

☹ Belastung der Knochen und Gelenkschäden

☹ Herzkrankheiten

☹ Hormonelle Störungen

- 🙁 Gallensteine
- 🙁 Verminderte Zeugungsfähigkeit
- 🙁 Depression
- 🙁 Hohen Blutdruck
- 🙁 Hohes Gesamtcholesterin
- 🙁 Asthma
- 🙁 Schlafstörungen
- 🙁 Impotenz
- 🙁 Stress
- 🙁 Viele andere psychosomatische Krankheiten
- 🙁 Muskel-, Glieder- und Gelenkschmerzen
- 🙁 Falten, Cellulite
- 🙁 Und viele andere Krankheiten

Ich erweitere dein Wissen und bereichere dich mit sehr vielen neuen Informationen und mit exklusiven Erkenntnissen über neue Stoffe und Lebensmittel, wie selten ein Autor zuvor. Dies ist nur möglich, weil ich vieles aus Afrika mitbringe, neue Lebensmittel mit erstaunlichen Heilkräften, die zwar Forschern und der Wissenschaft, aber noch nicht dem normalen Menschen bekannt sind.

Dieses Buch ist einfach geschrieben und für jeden leicht zu verstehen; hier findest du viele nützliche und ausführliche Informationen an einem Ort versammelt:

☺ Vitamine und Mineralstoffe: wo sie vorkommen, ihre Funktion, was ein Mangel auslöst

☺ Gifte und Chemikalien in Lebensmitteln und Gegenmaßnahmen

☺ Basische, bittere, säuerliche Lebensmittel

☺ Natürliche Antibiotika

☺ Und vieles mehr

Das Buch ist absichtlich frei von komplizierten Fachwörtern und Fachdefinitionen, die sowieso niemand richtig versteht, damit du direkt, ohne viel zu überlegen, handeln kannst und verstehst, was dir guttut.

Ein Buch für jede Frau und jeden Mann, damit du selbst weitersuchst und verstehst, wie sehr das, was du isst, deine Gesundheit bestimmt. Diese Mischung aus eigener Erfahrung, Wissenschaft und Kenntnisse aus Afrika macht dieses Buch zu einem Wissensschatz für ein gesundes Leben.

Inhaltsverzeichnis

DAINU-VEGAN 81

Kompletter Geist- und Körper-Reset in 30 Tagen mit
DAINU-VEGAN

Einen Monat lang kein Fleisch, keine Milch, keinen Käse, keinen Weizen, keinen Zucker, und du erkennst dich nicht wieder!

Unsere Ernährung hat sich mit der Zeit drastisch verschlechtert. Die Vorstellung von Ernährung hat sich stark verändert. Mehr und mehr ging es nur noch darum, Menschen den Bauch voll zu machen. Das bedeutet, den Hunger vermeiden. Die Rolle der Gesundheit in der Ernährung verschwand. So dass unsere Ernährung nun seit einigen Jahrzehnten für Menschen und Tiere die Hauptursache von physischen und psychischen Krankheiten aller Art geworden ist. Was wir täglich aufnehmen, um uns zu ernähren, ist extrem nährstoffarm und enthält dazu noch sehr viele Chemikalien, wertlose Nährstoffe und Müll – alles das belastet den Körper, zerstört die Darmflora, macht das Herz und die Leber krank, verschmutzt das Blut, die Blutgefäße, verstopft die Nieren, destabilisiert den Stoffwechsel und den Hormonhaushalt, macht die Knochen brüchig, fördert Muskelschwund, stört und verwirrt das gute Funktionieren des Gehirns und des ganzen Nervensystems. Die Konsequenzen sind eine Übersäuerung des Körpers und die Vermehrung von freien Radikalen, was zu Entzündungen und zahlreichen Krankheiten führt: Übergewicht, verformte Figur, Haut- und Haarprobleme, sexuelle Störungen, instabile Psyche, Stress und viel mehr. Wie ein Laptop, der irgendwann wegen Überlastung nicht mehr schnell hochfahren kann, der ständig hängt und erst durch einen aufräumenden Reset wieder seine normale Geschwindigkeit erlangt, genauso muss dem Körper auch ständig die Möglichkeit gegeben werden, sich durch einem gesamten, ganzheitlichen, aber sanften Reset zu regenerieren, sich zu erholen, Müll auszuscheiden, um ihn zu seinem gesunden Gleichgewicht zurückzubringen. Diese Regenerationsprozesse bringen den Körper auf ein neues Level: Man hat mehr Power, Kraft und ist fitter. Viele Krankheiten und schmerzhafte Beschwerden verschwinden von allein, man eliminiert schlechtes und überschüssiges Fett, man verliert an schlechtem Gewicht, der Körper und die Haut werden straffer, die Erektion und Libido werden stärker, Cellulite- und Faltenbildung wird weniger bzw. verlangsamt, Muskeln werden gebildet, der Stoffwechsel wird entlastet, der Hormonhaushalt bleibt ausgeglichen, man hat mehr Glücksgefühle, gute Laune, mehr Lebensfreude.

Das ist möglich mit **DAINU-VEGAN**, einer 30tägigen, sehr basischen Ernährung

Wenn man will, kann man **DAINU-VEGAN** auch alle 3 Monate für 15 Tage oder alle 6 Monate für 30 Tage durchführen.

Auch eine tagesweise **DAINU-VEGANE** Ernährung hilft dem Körper sehr. Das bedeutet, es würde dich gesünder machen, wenn du dich zum Beispiel alle zwei Tage **DAINU-VEGAN** ernährst. **DAINU-VEGANE** Ernährung kannst du so erweitern, wie du willst. Wichtig ist, dass du diese Phasen in deinem Ernährungslebensstil behältst und dass in der restlichen Zeit, wenn du dich mit Fleisch und Fisch ernährst, 95% der Mahlzeiten pflanzlich sind.

DAINU-VEGAN = gesunder Körper!
Aber mit welchen natürlichen Lebensmitteln?

Viele Menschen ernähren sich vegan und dennoch schlecht, obwohl sie viel Gemüse und Obst essen.

Seit Jahren beschäftige ich mich mit dem Zusammenhang zwischen Gesundheit, Natur und Lebensmitteln. Inspiriert von meinen Erkenntnissen und Kenntnissen aus Afrika, die ich in vielen Lehren gelernt habe, von meinen eigenen Erfahrungen und Experimenten, von wissenschaftlichen Studien und Forschungen und von Erfahrungen aus anderen Teilen der Welt helfe ich als Ernährungsberater durch mein Coaching Frauen, Männern und Kindern, gesünder zu werden. Um diese tollen Erkenntnisse an mehr Menschen zu bringen und mehr Menschen zu helfen, habe ich mich entschieden, mein Wissen in Büchern zu veröffentlichen.

Dieses Buch ist fast ein Selbsterfahrungsbericht, denn der Autor muss mit gutem Beispiel vorangehen. In den letzten 20 Jahren war ich nur ca. 5 Mal beim Arzt und fast jedes Mal ging es nur um meine Leiste. Ich habe in dieser Zeit auch nicht eine einzige Tablette genommen. Ich bin Ende vierzig und fühle mich wie ein 25jähriger, starker Mann.

Ich lasse mich regelmäßig untersuchen, einfach um zu wissen, wie es um mich steht und in welchen Bereichen ich mich verbessern sollte. Bei meinem letzten Check war mein Arzt über meine Werte erstaunt. Alles im grünen Bereich. Er meinte ich hätte die Gesundheit eines Mittzwanzigers: Muskeln und Nervenfunktionen waren hervorragend. Er selbst ist 10 Jahre jünger als ich, sieht aber 5 Jahre älter aus. Dies ist bis jetzt allein durch die Natur möglich und Lebensmittel sind unsere besten Freunde aus der Natur. Viele Menschen, die ich ganzheitlich berate (denn die psychische Hygiene spielt auch eine Rolle), konnten ihre chronischen Krankheiten verschwinden sehen.

Du wirst erstaunt sein, wie eine Ernährungsumstellung viele deiner Beschwerden beseitigt, dich gesund macht und du wirst staunen, wieviel du dabei abnimmst, wie viele Muskeln du aufbaust und wie viel vitaler und glücklicher du bist. Das ist fast magisch.

Viele Lebensmittel haben eine vorbeugende und vor allem nachhaltige Wirkung. Wichtig ist es, verschiedene Lebensmittel gleichzeitig zu sich zu nehmen und eine gesunde Ernährung als Grundbasis der Essgewohnheit zu übernehmen.

Wenn du auch nur einen Teil der Hinweise in diesem Buch befolgst, wirst du sehen, wie schnell es dir besser gehen wird. Du wirst erfreut feststellen, dass viele deiner Beschwerden rasch verschwinden. Ich bin mir sehr sicher. Wenn nicht, nimm

Kontakt mit mir auf und gemeinsam werden wir sehen, warum es nicht klappt.

In diesem Buch erhältst du Hinweise, wie du deine Gesundheit ganzheitlich mit natürlichen Lebensmitteln stärkst, schützt, erhältst oder wiedererlangst. Dieses Buch ersetzt überhaupt nicht ärztliche Konsultationen und Arztbesuche, aber es hilft dir deine Gesundheit zu stärken, Krankheiten vorzubeugen, medizinische Therapien zu unterstützen. Es gibt dir wieder ein schönes Gefühl und stärkt dein Selbstvertrauen und fördert einen besseren Kontakt zu dir. Denn die Natur bist du und du bist die Natur.

> Sich mit natürlichen Lebensmitteln und anderen natürlichen Mitteln auseinanderzusetzen heißt, sich selbst besser zu verstehen. Wer sich gut kennt und sich gut versteht, lebt gesünder, glücklicher und friedlicher, so sagt ein afrikanisches Sprichwort.

1.

Wie DAINU-VEGAN mich von Ärzten und Apotheken fernhielt – null Medikamente in 25 Jahren und top gesund: Von Afrika nach Europa und zurück

Über den Zusammenhang zwischen Ernährung, Lebensmitteln und der Gesundheit: Meine eigene persönliche Geschichte und Erfahrung

Ich habe am eigenen Körper gesehen, wie die Ernährung einen Körper gesund oder krank machen kann. Ich konnte genau feststellen, wie es mir ging, als ich in Afrika war und wie es mir ging, als ich nach Europa kam und mich europäisch ernährte und es sich wieder änderte, als ich mich entschied in Europa wieder afrikanisch zu essen. Mein Körper erlebte in diesen drei Phasen erstaunliche Veränderungen und deswegen kann ich sagen: Ja, richtige Lebensmittel sind die besten Heilmittel und gute Ernährung die beste Therapie, wie man in meinem Bericht hier nachlesen kann.

Meine Mutter geht seit über 50 Jahren nicht zum Arzt, weil sie kaum krank ist; mein Bruder und meine Schwester, die beide in Deutschland studiert haben und heute wieder in Kamerun leben, haben seit Jahrzehnten nicht an die Tür eines Mediziners geklopft und auch ihre Kinder waren noch nie beim Arzt – sie sind nicht gegen Medizin oder Ärzte, aber alle erfreuen sich einer so robusten Gesundheit, dass sie kaum krank sind. Durch ihre Ernährung bekämpfen und verhindern sie Krankheiten ganz automatisch.

Schon in meiner Kindheit vor über 40 Jahren in Afrika habe ich gelernt, dass eine gute Ernährung und die richtige Auswahl an Lebensmitteln mehr als 90% der Gesundheit ausmachen. Meine Eltern sagten uns immer „gut gegessen und Gott lässt dich gesund". In diesem Satz steckt viel Wahrheit.

Ich wuchs zwar in einer sogenannten „modernen" Familie auf (modern heißt in Kamerun christlich), aber unsere Ernährung blieb sehr traditionell. Es fiel uns damals schon auf, dass befreundete Familien, auf ähnlich hohem sozialen Niveau, häufig über Gesundheitsbeschwerden klagten, wir staunten, wie häufig Eltern und Kinder krank wurden und zum Arzt mussten. Ein Nachbar fragte uns, warum wir so selten krank seien, seine Kinder müssten ständig Medikamente nehmen, drei der fünf Kinder hätten schon früh eine Brille gebraucht, die zwei ältesten hätten andauernd Bronchitis und alle waren übergewichtig. Mein Vater vermutete, dass die Beschwerden mit dem westlichen Ernährungsstil zusammenhingen, den die Familie übernommen hatte. Es wurde allgemein als Zeichen des sozialen Erfolges gesehen, wenn man versuchte, wie Europäer zu leben und sich von der gesunden afrikanischen Ernährung distanzierte. Ich erinnere mich, dass sich viele Menschen über uns lustig machten und meine Eltern kritisierten, weil es unserem sozialen Stand nicht „angemessen" sei, immer so afrikanisch zu essen – man solle doch zeigen, dass man „angekommen" sei!

Also gab es in der besagten Familie nicht mehr das warme afrikanische Frühstück, sondern Weißbrot mit Käse, super gezuckerte Dosenmilch von Nestlé, Kakaopulver, in dem fast kein echter Kakao ist, Dosenfisch usw. Mittags und abends gab es nur noch viele Nudeln, in Weißmehl panierte Gerichte, Fertiggerichte aus der Dose, Pommes mit Mayonnaise und Ketchup, diverse Kuchen, Joghurts und Puddings als Nachtisch, Wasser als Getränk war verschwunden und wurde ersetzt durch Cola und Fanta – alles erworben in den Supermärkten der „Weißen".

Ja, so sah die Ernährung der erfolgreichen Menschen in Kamerun aus. Man meinte, damit sei man „zivilisiert", so wie die Europäer.

Wegen der ständigen Erkrankung der Kinder riet mein Vater den Nachbareltern, für mindestens 3 Monate auf all diese europäischen Lebensmittel zu verzichten und auf die ursprüngliche, afrikanische Ernährung zurückzukommen, mit viel frischem Gemüse und Obst, mit Gewürzen, Ingwer, viel pflanzlichem Öl, kaum Weißmehl, Kuchen, Milchprodukten, wie Sahne oder Butter und ganz wenig Zucker und besonders riet er ihnen zum totalen Verzicht auf Dosenmilch. Dann sollte er schauen, wie sich die Dinge entwickelten. Und tatsächlich waren nach einigen Wochen viele Beschwerden der Familie von alleine verschwunden und die Kinder brauchten kaum noch Medikamente. Die Ernährungsumstellung – weg von der industriell gefertigten westlichen Nahrung – hatte die Familie wieder gesund gemacht und das Übergewicht vollständig beseitigt.

Während meiner Recherchen für mein Anti-Aging Buch las ich viel über Menschen, die lange und gesund lebten oder noch leben. Ich redete mit Menschen, die ohne medizinische Hilfe im Alter noch fit waren. Und mir fiel ein gemeinsamer Nenner auf: Alle ernährten sich sehr gesund, vor allem mit sehr wenig sogenannter „Industrienahrung". Sie tranken kaum Cola oder Limo, sie aßen wenig Weißmehl und Milchprodukte, auch wenig Fleisch- und Wurstprodukte aus konventioneller Tierhaltung. Fast Food war bei ihnen so gut wie verboten und Kaffee tranken sie kaum. Sie ernährten sich so, wie ich es aus meiner Kindheit kannte – eine Ernährungsart, die die westlichen Missionare in Afrika als „unzivilisiert und primitiv" bezeichnet hatten.

Die normalen Essgewohnheiten meiner Heimat Kamerun sind genaugenommen bereits ein Diätprogramm und medizinische Kur in einem. Das Essen ist vielseitig, vitamin- und mineral-stoffreich, basisch, enthält viel frisches, pestizidfreies Gemüse und Obst, es wird mit Chili, Ingwer und Kräutern gut und scharf gewürzt, es gibt viel Fisch und gesundes Rindfleisch (die Rinder in Kamerun fressen nur Gras) und das Essen wird mit viel gesundem Pflanzenöl zubereitet – bevorzugt Palm-, Erdnuss- oder Kokosöl. Bei einer solchen Ernährung werden die Lebensmittel zu Naturheilmitteln für Körper und Seele und man ist ganzheitlich gesund.

Viele Krankheiten, unter denen Menschen in den westlichen Ländern leiden, sind in weiten Teilen Afrikas unbekannt, da schon sehr früh darauf geachtet wird, dass man gesundes Essen zu sich nimmt, um Krankheiten vorzubeugen, denn die Lebensmittel sind nicht nur da, um satt zu machen, sondern auch, um gesund zu werden.

So erging es mir auch. Ich habe viele verschiedene Ernährungsphasen in meinem Leben gehabt. In meiner Kindheit und während meiner ganzen Zeit in Kamerun war die Ernährung zu 98% vegan, mit sehr wenigen weizen- und zuckerhaltigen Produkten. Mein Vater bestand darauf, dass wir nicht jeden Tag Fleisch aßen, so hatten wir immer abwechselnd Tage, an denen wir Fleisch aßen und Tage, an denen es keines gab. Milchprodukte nahmen wir sehr selten zu uns. Zum Frühstück aßen wir warm, oft den Rest des Abendessens des Vortages. Das war dann bereits eine intermediäre vegane Ernährung mit Fleischfasten. Ich war kaum krank, Erkältungen ausgenommen, weil ich auf Staub allergisch war. Auch ohne Sport waren wir alle muskulös mit null Gramm Fett am Körper. Mein Vater hatte über 25 Kinder mit drei Frauen und es gibt und gab kein Übergewicht in der Familie.

Die nächste Phase meiner Ernährung trat ein, als ich Anfang der 1990er Jahre nach Deutschland kam. Mein Körper war irritiert und durcheinander, weil hier alles mit Weizen, Milch und Zucker zubereitet wurde, dafür mit sehr wenigen Gewürzen. Hier in Europa waren Zucker und Sahne die Gewürze hatte ich den Eindruck. Das war schwer für meinen Körper, ab da fing ich an Schmerzen zu haben, die ich in Kamerun nie gehabt hatte. Mein Stuhlgang war oft schmerzhaft, ich hatte häufig Magen-Darm-Probleme und litt unter Müdigkeit, Schlappheit und

schlechter Laune, die ich in Kamerun nie gekannt hatte. Meine
Eltern sagten mir, dass es die Ernährung sei. Ich solle afrikanisch kochen. Aber damals gab es keine Asia- oder Afroshops
wie heute. Wir mussten uns also gezwungenermaßen „integrie-
ren", mit vielen negativen Folgen, die viele Afrikaner erlebten.
Integration ist doch nicht immer gut...

Ich gewöhnte mich langsam an diesen Ernährungsstil und war
irgendwann süchtig danach. Die Gerichte waren außerdem
sehr fleischlastig. Zum ersten Mal in meinem Leben aß ich jeden
Tag und sogar mehrmals am Tag Fleisch und Fleischprodukte.
Schon zum Frühstück gab es Wurst dazu noch Käse, Joghurt,
Milchkaffee, mittags Fleisch, abends Fleisch oder Abendbrot
mit Fleischprodukten. Gemüse gab es selten und wenn, dann
anders als in Afrika ziemlich roh und am Stück. Bei uns wird
Gemüse in sehr feinen Stückchen oder sogar als Brei zubereitet. Damals nutzten Deutsche in ihrer Küche kaum Ingwer oder
Knoblauch und nur sehr wenige Zwiebeln, so dass das Essen für
mich immer fade war. Aber eben dafür sehr süß und mit vielen
Zusatzstoffen, die dann dazu führten, dass man viel mehr aß, als
man wollte. Es wurde mit sehr wenig pflanzlichem Öl gekocht, aber dafür mit viel Butter, Sahne und Milch. Konsequenz: Ich war oft krank und mein Körper setzte Fett an. Besonders am Bauch. Und im Brustbereich. Rücken- und Glied-
schmerzen waren extrem. Magen-Darm-Störungen, Übelkeit,
die ich vorher nicht gekannt hatte, und Kopfschmerzen wurden
normal. In dieser Zeit war ich sehr oft beim Arzt.

Jahre später gab es die ersten Asia-Shops und ich entschied
mich wieder mehr afrikanisch, scharf und gewürzt zu kochen, zum
Frühstück keine Wurst und keinen Käse mehr zu essen, kein

Abendbrot mehr und Fleisch höchstens einmal am Tag. Wei-
zen-, Zucker- und Milchprodukte reduzierte ich drastisch. Mit
der Zeit verbesserte ich meine Ernährung immer weiter und sie
wurde wieder zu 95% vegan ohne Weizen, Milch und Zucker,
mit viel pflanzlichem Öl, sehr gewürzt mit frischen Kräutern
wie in Kamerun und wirklich, wie magisch, verschwanden
auch nach und nach alle körperlichen und psychischen Beschwerden. Ich entfernte mich immer mehr von Ärzten,
Therapeuten und Apotheken, sodass ich Jahrzehnte später
kaum noch zum Arzt gehe (ich war 2-mal beim Zahnarzt und
2-mal beim Physiotherapeuten) und seit Jahrzehnten kein ein-
ziges Medikament zu mir genommen habe. Wenn ich krank
bin, macht mein Körper sein Ding allein.

Wie ich das gemacht habe, wie du das auch schaffen kannst und warum DAINU-VEGAN der beste Ernährungsstil ist, erfährst du in diesem Buch.

2.

Vegetarismus ist eine Selbstlüge! Warum er sich gar nicht lohnt

Viele Menschen werden/sind Vegetarier aus ethischen und/oder aus gesundheitlichen Gründen (gesunde Ernährung).

Wer sich intensiv mit Ernährung beschäftigt, der weiß auch, dass es noch nicht bedeutet, dass man sich gesund ernährt, nur weil man auf Fleisch verzichtet. Denn auch Fleisch kann je nach Qualität, Auswahl und Verzehrmenge ein gesundes Nahrungsmittel sein, bzw. ein Nahrungsmittel, das dazu beitragen kann gesund zu werden. Das bedeutet, der nicht kompensierte Verzicht auf Fleisch kann auch negative Folgen für die Gesundheit haben.

Wenn Vegetarier auf Fleisch verzichten, aber Milchprodukte oder Eier essen, dann nehmen sie vielleicht sogar viel mehr Schadstoffe auf, als wenn sie nur Fleisch gegessen hätten. Denn in Milch und Milchprodukten sowie in Eiern sammelt sich eine große Konzentration an Schadstoffen aus den Tiernahrungsmitteln an. Auch wenn die Produkte Bio sind, enthalten sie dennoch auch das, was das Fleisch enthält. Das ist logisch zu verstehen, da man alles, was eine Mutter isst, in ihrer Milch findet, denn diese Milch ist eigentlich da, um das Baby zu ernähren und deswegen enthält sie alle Stoffe, die auch im Fleisch sind. Milch ist sozusagen wie Fleisch in flüssiger Form. Ähnliches würde ich von Eiern behaupten.

Der häufigste Weg zum Vegetarismus ist ethisch: Tiere, die Lebewesen sind und das Recht auf Leben haben, sollten nicht getötet werden, um gegessen zu werden. Vegetarier wollen für diese Tötung von Tieren nicht mitverantwortlich sein. Aber die Selbstlüge liegt darin, dass sie Milch, Käse, Joghurt, Eier essen, unabhängig von der Haltungsform, ob Bio oder konventionell und auch das führt am Ende zum Massentöten der Tiere. Milchkühe werden geschlachtet, sobald sie nicht mehr genug Milch geben. Bei der Züchtung von Legehennen werden alle männlichen Küken, die dabei entstehen direkt lebendig geschrotet, geschreddert oder vergast und dienen dann wieder als Tierfutter oder Düngemittel für die Pflanzen, die die Vegetarier so gerne essen.

Was diese Tiere aushalten müssen, um so viel Milch und so viele Eier zu produzieren, ist oft schlimmer für sie als der Tod selbst. Es ist oft Lebewesensmisshandlung auf höchster Stufe. Kühe werden zum Beispiel künstlich geschwängert, damit sie Milch geben, obwohl sie kein Baby tragen. Jeder Mensch kann sich vorstellen, was das für ein Stress für die Kühe ist.

> **In Bezug auf die Schadstoffe ist es nicht viel besser Milch zu trinken und auf Fleisch zu verzichten. Milch enthält im Vergleich vielleicht sogar mehr Giftstoffe als Fleisch.**

Nirgendwo sonst in der Ernährungsgeschichte liegen Realität und Vorstellung so weit auseinander wie bei der Verknüpfung von Milch und Gesundheit. Milch und Milchprodukte sind die

Ursache vieler Zivilisationskrankheiten wie Krebs, Herz-Kreislauf-Erkrankungen, Alzheimer, Osteoporose und Knochenbrüche (die Lüge über Calcium in der Milch!), Übergewicht und vieler mehr. Die Gefahr, die von Milch ausgeht, habe ich in meinem Buch „VOLKSDROGEN — Zucker, Weizen, Milch, Salz" (ISBN 978-3-946551-63-8) genau erklärt.

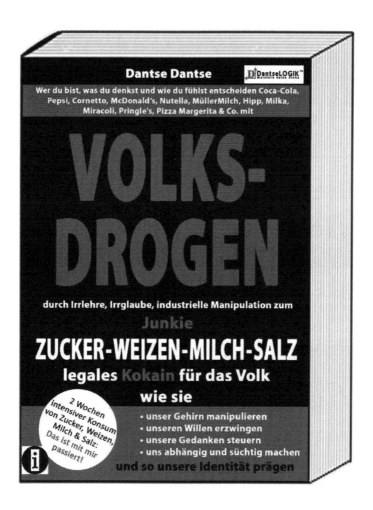

3.

Gängiger Veganismus und seine Probleme

3.1 Wirklich 100% vegan? Die vegane Selbstlüge: Veganes Schnitzel, Bratwurst, Fleisch und andere Imitate

Immer mehr vegane Fleisch-Ersatzprodukte werden von Geschmack, Konsistenz und Form her so zubereitet, dass sie wirklich wie Fleischprodukte aussehen. Deswegen sind sie für mich ein riesiger Selbstbetrug. Auch das Argument, dass diese Imitate den Fleischfressern helfen würden, auf vegane Ernährung umzusteigen, ist meiner Meinung nach nur ein Alibi, um den eigenen „Traum" von Fleischprodukten mit seinen Prinzipien in Einklang bringen zu wollen. Es geht für mich nicht um Alternativen, sondern um eine Entscheidung. Wenn ich vegan essen will, dann sollte ich dem Fleisch- und Fleischprodukteverzehr auch nicht nachtrauern!

Fleischähnliche Namen, wie veganes Schnitzel, vegane Bratwurst usw., gehören nicht zu DAINU-VEGAN, denn sie erinnern das Gehirn unbewusst an Fleisch und an das Genussgefühl, wenn man Fleisch isst. Das ist Heuchelei und eine Selbstlüge, denn beim Veganismus geht es darum, allem aus dem Weg zu gehen, das mit Fleisch zu tun hat. Dazu gehören auch Bilder und Vorstellungen, die das Gehirn manipulieren könnten.

Bezeichnungen wie veganes Schnitzel, vegane Bratwurst, veganes Gulasch, vegane Fleischwurst, vegane Hot Dogs, vegane Räuchersalami, veganer Aufschnitt mit bildlichen Darstellungen, die echt und genau wie bekannte Fleischprodukte aussehen, täuschen nicht nur die Verbraucher, sondern vermitteln vielen Menschen wirklich das Gefühl, sie würden etwas Tierisches essen, denn wir wissen ja, dass Schnitzel, Wurst oder Salami etwas Tierisches sind. Das ist die Konditionierung. Unbewusst, nur durch den Namen und die Form und die Fleischähnlichen Würzmischungen, gibt uns unser Gehirn das Gefühl, wir würden Fleisch essen.

Ich werde zum Beispiel niemals Pferde- oder Hundefleisch essen, aus welchen Gründen auch immer. Es wäre für mich undenkbar und ethisch und appetitlich unmöglich etwas zu essen, das eine Abbildung von Hund oder Pferd zeigt oder das Pferdschnitzel, Hundebratwurst oder so ähnlich heißt, auch wenn kein Pferdefleisch oder Hundefleisch darin enthalten wäre!

Ich machte das Experiment einmal mit Freunden und lud sie zum Essen ein. Dabei gab es Bratwürste, Schnitzel, Paprika-Lyoner Aufschnitt, alles vegan, versteht sich. Erst danach habe ich ihnen gesagt, dass alles vegan war. Keiner hatte daran gedacht. Zwar schmeckte es nicht ganz so wie man es normalerweise gewohnt war, aber während des Verzehrs wunderten sich alle nur, dass es ein bisschen anders schmeckte. Durch diese Imitation hatten sie wirklich gedacht, sie hätten Fleisch gegessen.

Ich nehme immer gerne den Rassismus als Beispiel. Als man die Hautfarbe und die Merkmale einer anderen Rasse übernehmen musste, damit man bei dieser Rasse ankam und nicht diskriminiert wurde, obwohl man innen weiter die gleiche Person geblieben ist. Das finde ich falsch und das ist ein klarer Fall von Selbstlüge.

Mit **DAINU-VEGAN** sind Nahrungsergänzungsmittel ein No-Go.

3.2 Fundamentalistischer, ethischer Veganismus: Heuchelei

Veganer, die sich damit brüsten für die Tiere und somit Weltverbesserer zu sein, müssten normalerweise auf viele Dinge, die die Welt und indirekt auch die Tiere zerstören, verzichten. Um als Nahrung für Menschen zu dienen, werden viel weniger Tiere getötet als durch Umweltgifte und Umweltzerstörung, Urlaub in fremden Ländern, Verzehr nicht lokaler Nahrungsmittel und Nutzung von Lebensmitteln aus entfernten Ländern. Aber das Problem ist, dass westliche Ernährung allein, also Lebensmittel, die lokal in den westlichen Ländern hergestellt werden können, von den Nährstoffen nicht ausreichen würden, um Veganer ohne Nahrungsergänzungsmittel mit allen benötigten Nährstoffen zu versorgen. Viele Veganer und Vegetarier schaffen eine ausgewogene Ernährung erst durch Mischung westlicher Produkte mit Lebensmitteln, die zig tausend Kilometer weit transportiert wurden und für die der Lebensraum vieler Tiere zerstört werden musste, damit man sie in großen Mengen anbauen und herstellen kann.

Wie kann sich jemand ethisch vegan nennen, so Mitleid mit Tieren haben und dann Autos mit Ledersitzen fahren? Lederjacken und -schuhe tragen, Benzin tanken, Monokultur-Lebensmittel wie Kaffee oder Kakao trinken, zu Hause Chemikalien benutzen, die wieder ins Grundwasser gelangen und

Fische und Tiere töten? Wie kann man sich vegan nennen und Safari-Urlaub machen?

Deswegen ist es für mich Heuchelei, sich aus ethischen Gründen vegan zu nennen, wenn man nicht wirklich auf all das, was zur Zerstörung von Tieren führt, verzichtet, aber gleichzeitig für sich das Recht reklamiert, andere Menschen zu kritisieren, dass sie kein Mitleid mit Tieren hätten.

Wenn man aber aus ernährungswissenschaftlichen und gesundheitlichen Gründen auf Tierprodukte verzichtet, ist das nachvollziehbar.

Veganer, denen es wirklich gleichzeitig um eine bessere Welt, Umwelt, Ernährung, Gesundheit und um Tier- und Naturschutz in allen Formen geht, das sind echte Veganer, weil sie ein bewusstes, veganes Leben führen (bzw. versuchen es zu führen). Und in dieser Hinsicht ist ihre Zahl frustrierend gering.

Ein anderer Aspekt ist die Pflanze als Lebewesen: Da es um ethische Fragen geht, stellt sich auch die Frage, ob Pflanzen nicht auch fühlende Lebewesen sind? Sie werden geboren wie wir, sie wachsen wie wir, reproduzieren sich wie wir, sie kriegen „Babys" wie wir, sie leben und dadurch ermöglichen sie uns das Leben. Rein ethisch gesehen würde ich sagen, Pflanzen sind viel wichtiger für unser Leben als die „armen" Tiere.

Früher wurden in Afrika Pflanzen genauso wie Tiere und wie Menschen behandelt, das bedeutet als Lebewesen, die man leider, um leben zu können, essen musste – in vielen Regionen Afrikas ist das auch heute noch so. Deswegen wurde gebetet, bevor Pflanzen oder Tiere zum Verzehr geerntet bzw. geschlachtet wurden. In diesem Gebet wurde das Lebewesen um

Verzeihung gebeten und es wurde ihm gedankt. Meine Groß-
mutter sagte immer ungefähr das Folgende:

„Ich weiß, dass du leben willst, aber ich brauche dich, um auch
zu leben, so wie du andere Lebewesen frisst, um selbst zu leben. Würdest du mich brauchen, um zu leben, würdest du mich
auch essen. Das ist der natürliche Kreis, ich bitte dich um Verzeihung."

> Für mich ist „bessere und gesündere
> Ernährung" der einzig mögliche Grund
> sich vegan zu ernähren, diese auch mit
> gutem Gewissen zu praktizieren und zu
> vertreten. Lebensmittel ohne tierische
> Produkte spielen die zentrale Rolle bei
> **DAINU-VEGAN.**

3.3 Nahrungsergänzungs-mittel, angereicherte Lebensmittel und die Selbstlüge veganer Ernährung

Veganismus ist im Trend, aber auf der anderen Seite eröffnet sich damit auch ein breiter und lukrativer Markt für Nahrungser-gänzungsmittel von fragwürdiger Qualität.

Nahrungsergänzungsmittel gehören absolut nicht zu meinen Grundregeln und Empfehlungen. Nahrungsergänzungsmittel können eine schlechte und falsche Ernährung nicht ausgleichen. Sie sind meistens überflüssig, nur in bestimmten Situationen können sie manchmal sinnvoll sein. Denn wer sich ausgewo-gen ernährt, bekommt alle Nährstoffe, Vitamine und Minera-lien, die der Körper braucht.

Heute werden Nahrungsergänzungsmittel so dargestellt, als seien sie etwas vollkommen Natürliches und Gutes. Der einzi-ge Grund dafür ist der Gewinn, den die Wirtschaft damit macht. Es geht um Milliarden, daher auch die massive Werbung und der Hype um diese Produkte. Pro Jahr geben Menschen in Deutschland über eine Milliarde Euro für Vitamine und Mine-ralstoffe aus. Insbesondere der Bedarf an Eisen, Vitamin B12 und Calcium, so wird behauptet, sei mit rein pflanzlicher Nahrung schwieriger zu decken. Das stimmt nur, wenn man sich einseitig und nicht abwechslungsreich ernährt, sonst ist auch das kein Problem. Haben wir uns je gefragt, wie Büffel, Kühe, Elefanten das machen? Das sind Tiere, die massenweise Kilos bewegen, aber kein Fleisch essen.

> **Der große Teil dieser angeblich gesunden Pillen wird künstlich hergestellt und hat also mit gesunden, natürlichen Vitaminen und Mineralstoffen nichts mehr zu tun.**

Die meisten Studien, die zeigen, dass diese Mittel ungefährlich für den Menschen sind, stammen von Laboren und Experten, die von der Industrie finanziert werden oder ihnen nahestehen. Die Industrie nutzt sowohl die Angst vor Mangelernährung, die Warnungen vor veganer Ernährung und den Hype um diese Ernährung ohne Tierprodukte, um den Markt rund um die Nahrungsergänzungsmittel aufzubauen und alle möglichen Produkte, die sie dann auch noch „rein natürlich" nennen, herzustellen. *Rein natürlich* ist nur die Herkunft bzw. der Name der Produkte und fertig. Das Endprodukt ist nicht mehr natürlich, denn allein die Herstellungsprozesse der Nahrungsergänzungsmittel machen diese nicht mehr natürlich. Sie bestehen meistens aus synthetisch hergestellten Vitaminen und isolierten Mineralstoffen und Spurenelementen. Künstlich hergestellte

Stoffe haben aber nicht die gleiche chemische Struktur wie natürliche und etwas Wichtiges kommt hinzu: Alle Mineralstoffe und Vitamine werden in der Natur niemals isoliert produziert oder aufgenommen. Der menschliche Körper ist in der Lage künstliche Vitamine von natürlichen zu unterscheiden.

Untersuchungen von Nahrungsergänzungsmitteln aus verschiedenen Lebensmitteln haben gezeigt, dass viele Proben mit Schadstoffen versetzt sind. Die meisten dieser Nahrungsergänzungsmittel sind chemisch verändert und verarbeitet und sind somit meiner Meinung nach auch selber Chemikalien. Lebensmittel wie die Chlorella sind nicht ohne. Viele Nahrungsergänzungsmittel helfen nicht Mangelerscheinungen zu beseitigen, weil der Körper diese Mittel gar nicht so richtig aufnehmen kann, wie er das mit den rein natürlichen Pendants könnte. Im Gegenteil schaden diese hoch-dosierten Präparate der Gesundheit mehr, als dass sie helfen. Deswegen greifen viele vegane Sportler heimlich auf stärkere Produkte und sogar Spritzen zurück.

Selbstlüge Veganismus

Als ich meine Bücher über Ernährung schrieb, nahm ich Kontakt mit einem bekannten Veganer auf. Nach vielen Gesprächen wurden wir Freunde und ab dann waren bestimmte Geheimnisse offen. Er macht Sport, gibt Workshops, reist herum, um zu erzählen, wie gesund vegane Ernährung ist, aber er vermeidet absichtlich zu sagen, dass die meisten Sportler, die heute als Vegan–Gurus bezeichnet werden, sich sogar spritzen, um Mangelerscheinungen zu entgehen. Das bedeutet, das Thema Nahrungsergänzungsmittel wird heruntergespielt, wissend, dass viele dieser Mittel gesundheitsschädlich sind. Er klärte mich auf, wie Spitzensportler, die vegan leben, sich ernähren. Die meisten haben kaum Zeit richtig abwechslungsreich und immer frisch zu essen (der einzige Weg, um auf natürliche Weise Mangelerscheinungen zu entgehen). Sie weichen auf drogenähnliche Mittel aus und spritzen sich. Er selbst spritzt sich direkt Vitamin B12, proteinhaltige Mittel und Mineralstoffe, um weiter muskulös zu sein. Seine Gesundheitsdefizite versteckt er gut.

Mit DAINU-VEGAN sind Nahrungsergänzungsmittel Geschichte. DAINU-VEGAN basiert auf einem sehr abwechslungsreichen, ziemlich gut gewürzten Ernährungsstil, einer ausgeglichenen Mischung aus verschiedenen frischen Power-Lebensmitteln. (Siehe Kap. 10.1 „Nähwerttabellen für DAINU-VEGANER gegen bekannte mögliche Mangelerscheinungen").

Man braucht für die Fleisch-Fasten-Zeit keine Nahrungsergänzungsmittel, denn die Art, wie man sich ernährt, versorgt den Körper ausreichend mit allen Nährstoffen. Mit DAINU-VEGAN regeneriert sich der Körper auf vollkommen natürliche Weise.

Nahrungsergänzungsmittel sind aber in bestimmten Fällen, bei bestimmten Krankheiten und bei chronischem Mangel nützlich. Dabei ist es sehr wichtig, die Herkunft der Mittel genau zu überprüfen. Aber auch da würde ich nur eine kurzfristige Einnahme empfehlen und den Mangel so schnell wie möglich wieder durch gesunde und ausgewählte Ernährung kompensieren.

Woran erkennt man Mangelerscheinungen?

Mangelerscheinungen entstehen schleichend. Bis eine Mangelerscheinung sichtbar wird, dauert es seine Zeit, denn zuvor werden alle Depotspeicher von Vitaminen, Mineralstoffen und anderen wichtigen Stoffen und Fettzellen im Körper genutzt. Wenn auch dort nicht mehr genug Nährstoffe vorhanden sind, dann kommt es zu einer Unterversorgung und schließlich zu einer Mangelerscheinung.

Symptome einer Mangelerscheinung können sein:

☹ Müdigkeit und Antriebslosigkeit

☹ Gesteigerter oder stark herabgesetzter Appetit

☹ Gedrückte Stimmung

☹ Migräne, Kopfschmerzen

☹ Depressionsanfälligkeit

☹ Muskelschmerzen, Muskelschwund

☹ Übergewicht oder starker Gewichtsverlust

☹ Verminderte Ausdauer

☹ Haarausfall

☹ Hormonelle Störungen

☹ Schlafstörungen

- ☹ Sehstörungen

- ☹ Darmstörungen

- ☹ Schwindelgefühle

- ☹ Ständige blaue Flecken, auch bei kleinstem Druck auf der Haut

3.4 Mineralstoffmangel: Eine gesundheitliche Bedrohung im 21. Jahrhundert? Mögliche Mangelerscheinungen bei veganer Ernährung

Wenn man nicht aufpasst, kann eine vegane Ernährung eine Mangelernährung mit Ankündigung sein!

Die Deutsche Gesellschaft für Ernährung e. V. (DGE) warnt:

> *„Bei einer rein pflanzlichen Ernährung ist eine ausreichende Versorgung mit einigen Nährstoffen nicht oder nur schwer möglich. Der kritischste Nährstoff ist Vitamin B12. Zu den potenziell kritischen Nährstoffen bei veganer Ernährung gehören außerdem Protein bzw. unentbehrliche Aminosäuren und langkettige n-3 Fettsäuren sowie weitere Vitamine (Riboflavin, Vitamin D) und Mineralstoffe (Calcium, Eisen, Jod, Zink, Selen). Für Schwangere, Stillende, Säuglinge, Kinder und Jugendliche wird eine vegane Ernährung von der DGE nicht empfohlen. Wer sich dennoch vegan ernähren möchte, sollte dauerhaft ein Vitamin-B12-Präparat einnehmen, auf eine ausreichende Zufuhr vor allem der kritischen*

Nährstoffe achten und gegebenenfalls angereicherte Lebensmittel und Nährstoffpräparate verwenden. Dazu sollte eine Beratung von einer qualifizierten Ernährungsfachkraft erfolgen und die Versorgung mit kritischen Nährstoffen regelmäßig ärztlich überprüft werden."

Diese Mangelerscheinungen entstehen nicht aufgrund der pflanzlichen Ernährung, sondern aufgrund der schlechten Qualität und falschen Auswahl der Lebensmittel. Viele pflanzliche Lebensmittel, die Veganer zu sich nehmen, sind nicht immer die geeignetsten.

3.4.1 Die Ursachen des Mineralstoffmangels

Mineralstoffe sind Mikronährstoffe, die unser Körper selbst nicht herstellen kann und die deswegen nur von außen, am besten über die Ernährung, aufgenommen werden müssen. Ohne sie kann der Körper nicht gut funktionieren. Sie sind für die Gesundheit unvermeidbar. Leider ist die heutige Ernährung sehr einseitig, sehr ungesund (Fastfood, Fertiggerichte). Schlechte Essgewohnheiten, Diäten, die sinkendende Qualität der Lebensmittel und die Tatsache, dass die produzierten Lebensmittel immer weniger Nährstoffe enthalten führen ganz schnell zu einem Mineralstoffmangel und zu einer Unterversorgung mit wichtigen Mineralien.

Viele Studien lassen eine eindeutige Abnahme der Mineralstoffkonzentration in den Lebensmitteln und somit in unserer Nahrung erkennen. Der Nährstoffgehalt in frischem Obst, Gemüse und anderen pflanzlichen Lebensmitteln, besonders diese, die in den westlichen Ländern produziert werden, ist deutlich geringer als noch vor 50 Jahren.

Der US-Mediziner Al Sears sagt dazu:

> *„Sie müssen heute zehnmal so viel Obst und Gemüse essen, um die gleiche Menge an Vitaminen und Mineralstoffen wie vor 50 Jahren zu bekommen."*

Unsere Nahrung enthält nicht mehr genügend Mineralstoffe, was man an den folgenden Werten deutlich sehen kann.

Mineralstoffgehalt (mg je 100 g Lebensmittel):

☹ Kartoffeln: Verlust an Magnesium von 33%

☹ Möhren: Minus an Calcium von 17% und ein Minus an Magnesium von 57%

☹ Spinat: 68% weniger Magnesium

☹ Brokkoli: Verlust an Calcium um 68% und an Magnesium um 25%, minus 50% Eisen

☹ Bananen: Minus an Calcium von 12%

☹ Erdbeeren: 14% weniger Calcium

☹ Äpfel: Minus 41 % Vitamin A

☹ Paprika: Minus 31 % Vitamin C

(Quelle. http://www.xn--aktiv-fr-gesundheit-cbc.de/mineralien/mineralstoffmangel/)

Die Ursache dieses Verlustes an Vitalstoffgehalt hat mit der starken Industrialisierung der Landwirtschaft zu tun, damit ist verbunden:

☹ Der massive Einsatz von Chemikalien (Düngemittel, Konservierungsstoffe usw.) für ein schnelles Wachstum, größeres Volumen und mehr Quantität. Die Lebensmittel werden dicker, beinhalten aber weniger.

☹ Die Bestrahlungen von Lebensmitteln

☹ Die künstliche Bestrahlung von Lebensmitteln anstatt von Sonnenlicht

☹ Die künstliche schnelle Reifung von Obst

☹ Um Geld zu machen, wird immer früher geerntet, ohne dass die Lebensmittel schon reif sind. Man kann dies vor allem bei Mangos, Äpfeln, Mais, Avocados und Orangen in den westlichen Märkten sehen.

☹ Lange Transportwege

Deswegen werden viele Veganer getäuscht, wenn sie glauben, sie bräuchten nur normale Mengen zu essen, um gesund zu bleiben. Es besteht im Gegenteil eine große Chance unter Mangelerscheinungen zu leiden und zwar nicht, weil man kein Fleisch isst, sondern weil man zu wenig und auch noch falsches Pflanzliches zu sich nimmt, dazu nur Lebensmittel, die lokal vorhanden sind und sich nicht abwechslungs- und kräuterreich ernährt. Das verstärkt die Mangelerscheinungen.

Mit **DAINU-VEGAN** ist der Bedarf des Körpers an allen notwendigen Vitaminen, Mineralien und Fetten gedeckt!

3.4.2 Tabelle der Mineralstoffverluste in Lebensmitteln zwischen 1985 und 2002

Vergleich von Studien aus den Jahren 1985, 1996 und 2002 zum Verlust des Nährstoffgehaltes von Obst und Gemüse

Mineralien und Vitamine in mg je 100g Lebensmittel	untersuchte Inhaltsstoffe	Ergebnis 1985	Ergebnis 1996	Ergebnis 2002	Verlust 1985-1996	Verlust 1996-2002
Möhren	Calcium	37	31	28	-17 %	-24 %
	Magnesium	21	9	6	-57 %	-75 %
Brokkoli	Calcium	103	33	28	-68 %	-73 %
	Folsäure	47	23	18	-52 %	-62 %
	Magnesium	24	18	11	-25 %	-55 %
Bohnen	Calcium	56	34	22	-38 %	-51 %
	Folsäure	39	34	30	-12 %	-23 %
	Magnesium	26	22	18	-15 %	-31 %
	Vitamin B6	140	55	32	-61 %	-77 %
Kartoffeln	Calcium	14	4	3	-70 %	-78 %
	Magnesium	27	18	14	-33 %	-48 %
Spinat	Magnesium	62	19	15	-68 %	-76 %
	Vitamin C	51	21	18	-58 %	-65 %
Bananen	Calzium	8	7	7	-12 %	-12 %
	Folsäure	23	3	5	-84 %	-79 %
	Magnesium	31	27	24	-13 %	-23 %
	Vitamin B6	330	22	18	-92 %	-95 %
	Kalium	420	327	-*	-24 %	—
Erdbeeren	Calzium	21	18	12	-14 %	-43 %
	Vitamin C	60	13	8	-67 %	-87 %

(Quelle: https://www.wasserklinik.com/naehrstoffgehalt-von-obst-und-gemuese/ und http://www.gesundheitlicheaufklaerung.de/obst-gemuese-verlieren-a-naehrstoffen, selbst aus Quellen: 1985 Pharmakonzern Geigy (Schweiz), 1996/2002 Lebensmittellabor Karlsruhe/Sanatorium Oberthal)

3.5 Westliche vegane Ernährung und die Gefahr von Mangelerscheinungen bei Schwangeren, Babys und Kleinkindern

Es werden auch immer mehr Stimmen laut, die schwangere Frauen, Babys, Kinder und Jugendliche vor einer rein veganen Ernährung warnen. Diese Warnung ist angesichts der Qualität und der Nährwerte der Lebensmittel, die Veganer, vor allem in den westlichen Ländern, konsumieren, gerechtfertigt.

Schwangere Frauen und Babys haben einen größeren Nährstoff- und Energiebedarf. Die Frau in der Schwangerschaft isst für zwei Menschen. Besonders ab dem dritten, vierten Monat wird der Bedarf größer. Säuglinge und Kleinkinder haben im Vergleich zu ihrem Körpergewicht einen höheren Energie- und Nährstoffbedarf als Erwachsene. Viele Stoffe können sie einfach über pflanzliche Lebensmittel aufnehmen, aber es wird kritisch, wenn man neben Fleisch und Fisch zusätzlich auch Produkte tierischer Herkunft, wie Milch, Milchprodukte und Eier, weglässt. Je jünger das Kind ist, desto gefährlicher kann die vegane Ernährung sein.

Vor allem die Vitamin-B9- (Folsäure bei der Frau) und B12-, Vitamin D-, Eisen-, Calcium-, Zink- und Jod-Versorgung wird kritisch, wenn man nicht genau aufpasst und sich nicht mit den geeigneten pflanzlichen Lebensmitteln ernährt. Viele pflanzliche Lebensmittel, die gerne in den westlichen Ländern verzehrt werden, reichen größtenteils nicht aus, um diese Mangelerscheinungen zu bekämpfen. Das heißt aber nicht, dass man mit einer rein veganen Ernährung mit Nährstoffen unterversorgt werden muss. Mit DAINU-VEGAN ist die Versorgung gesichert!

Ein Verzicht auf Milch- und Milchprodukte im Baby- und Kindesalter beugt außerdem der späteren Entstehung von Übergewicht und vielen anderen Krankheiten vor.

3.5.1 Was passiert bei Proteinmangel?

Über Proteine habe ich ausführlich in Kapitel 5 „Die vier Makronährstoffe für alle Menschen" geschrieben.

Unser Körper (auch das Gewebe und die Zellen) besteht zu einem großen Teil aus Proteinen und er benötigt diese um reibungslos funktionieren zu können: für die Gewinnung von Energie, für die Bildung und Reparatur der Muskulatur, der Haut und des Knorpels, für den Schutz des Immunsystems, für die Produktion von Hormonen und Neurotransmittern.

Aus Proteinen werden Antikörper gebildet, die den Körper vor Angriffen von Viren, Bakterien und anderen Fremdstoffen schützen. Proteine helfen auch, den Blutzuckerspiegel zu stabilisieren.

Proteinmangel führt zu:

☹ Anämie

☹ Eiweißmangelerkrankung Kwashiorkor

☹ Erkältungen

☹ Fettleber

☹ Gesteigerter Anfälligkeit gegenüber Infektionen

☹ Infektionen

☹ Migräne

- 😞 Muskelschwäche und Muskelverlust
- 😞 Schlafstörungen
- 😞 Schlechter Wundheilung
- 😞 Schwäche, Müdigkeit, Schlappheit und Trägheit
- 😞 Trockener Haut, schuppiger Haut, Hautausschlägen
- 😞 Verlust der Haare
- 😞 Wachstumsstörungen

3.5.2 Was passiert bei Vitamin B12-Mangel?

Veganer und Vegetarier weisen in vielen Studien eine unzureichende Vitamin-B12-Versorgung auf und es zeigt sich, dass mit zunehmender Dauer der veganen Ernährung die Blutkonzentration an Vitamin B12 kontinuierlich sinkt. Deswegen weichen viele Veganer auf angereicherte Lebensmittel und Nahrungsergänzungsmittel aus. Viele dieser Mittel sind aber Gift für den Körper. DAINU-VEGANE Ernährung löst dieses Problem.

Vitamin B12 spielt eine wichtige Rolle bei der DNA-Synthese und Zellteilung, der Blutbildung sowie der Funktion des Nervensystems. In Kapitel 7.3 „Vegane, vitaminreiche Lebensmittel" sind mehr Details über das Vitamin B12 zu finden.

Eine Ernährung ohne Vitamin B12 führt zu:

- ☹ Blutarmut mit folgenden Anzeichen: Leistungsschwäche, Immunschwäche, blasse Haut und Schleimhäute, Rückbildungen der Mund-, Zungen- und Darmschleimhäute

- ☹ Chronische Erschöpfung

- ☹ Cobalamin-Mangel: Schädigungen des zentralen Nervensystems

- ☹ Energiestoffwechselstörungen

- ☹ Erhöhte Entzündungen (Mund, Magen und Darm)

- ☹ Erhöhte Thrombosegefahr

- ☹ Erhöhung der Konzentrationen von Homocystein im Blut: ein Risikofaktor für die Entstehung von Arteriosklerose und Herz-Kreislauf-Erkrankungen

- ☹ Gedächtnisstörungen, Konzentrationsstörungen, Nervosität

- ☹ Gefäßerkrankungen

- ☹ Psychische Störungen (Psychose, Depression, Verwirrung, Halluzinationen)

- ☹ Schwäche von Reflexen und Bewegung

- ☹ Schwäche, Ermüdung und Schwindel

- ☹ Störungen der Bewegungskoordination

- ☹ Verdauungsstörungen (Verstopfung, Durchfall)

3.5.3 Was passiert bei Vitamin D-Mangel?

In Kapitel 7.3 „Vegane, vitaminreiche Lebensmittel" und Kapitel 10 „Mit DAINU-VEGAN sind mögliche Mangelerscheinungen Geschichte" erkläre ich das Vitamin D ausführlich.

Heißhunger auf Süßigkeiten, depressive Stimmungen, Antriebsstörungen, Lustlosigkeit, keine Lust auf Sex sind die ersten Anzeichen für einen Vitamin D-Mangel.

Weitere Symptome sind:

- ☹ Allgemeine Müdigkeit
- ☹ Appetitlosigkeit
- ☹ Epileptische Anfälle
- ☹ Erhöhte Anfälligkeit für chronische Krankheiten wie Diabetes, Asthma, Herz-Kreislauf-Erkrankungen, Demenz, Krebs, Knochenschwund/Osteoporose, Autismus und ADHS und viel mehr
- ☹ Erhöhter Cholesterinspiegel
- ☹ Häufige Infekte
- ☹ Hautprobleme, zum Beispiel Schuppenflechte
- ☹ Herzrhythmusstörungen
- ☹ Innere Unruhe/Nervosität

☹ Knieschmerzen

☹ Knochen- und Rückenschmerzen

☹ Konzentrationsstörungen

☹ Kopfschmerzen

☹ Migräne

☹ Motorische Entwicklungsverzögerung

☹ Muskelkrämpfe

☹ Muskelschwäche

☹ Psychische Instabilität: schlechte Laune, depressive Stimmung

☹ Schlafstörungen

☹ Schlechte Wundheilung

☹ Zahnfleisch-Überentwicklung

Siehe auch die beiden Artikel „Childhood asthma may be a consequence of vitamin D deficiency" und „Vitamin D deficiency and risk for cardiovascular disease".

3.5.4 Was passiert bei Aminosäuremangel?

Aminosäuren sind die Grundbausteine des Körpers und auch Energieträger wie Fett und Kohlenhydrate, zeichnen sich aber dadurch aus, dass sie Stickstoff (N) enthalten – Fett und Kohlenhydrate enthalten keinen Stickstoff. Deswegen sind nur Aminosäuren in der Lage Muskeln, Gewebe und Organe, wie zum Beispiel die Haut oder die Haare, zu bilden. Aminosäuren schützen das Immunsystem, da die Antikörper hauptsächlich aus ihnen bestehen. Auch die meisten Hormone bestehen aus Aminosäuren. Aminosäuren befördern Nährstoffe und Sauerstoff durch den ganzen Körper. Sie stärken die Potenz und erhöhen die Fruchtbarkeit, sie beteiligen sich am Wachstum. Die Aminosäuren regulieren die meisten Stoffwechselprozesse im menschlichen Körper und ohne sie ist kein Leben möglich.

Das sind die Folgen bei Aminosäuremangel:

- ☹ Schlecht funktionierendes Immunsystem
- ☹ Stoffwechselstörungen
- ☹ Stagnierendes Muskelwachstum
- ☹ Erschwerte Wundheilung
- ☹ Energiemangel
- ☹ Brüchige Nägel, Nagelwachstumsstörungen

☹ Haarausfall und Haarwachstumsstörungen

☹ Trockene und faltige Haut

☹ Libidoverminderung

☹ Schnelle und vorzeitige Alterung

☹ Einschränkungen der Leistungsfähigkeit: psychisch oder physisch

☹ Verminderte Fruchtbarkeit und Potenz, Potenz- und Erektionsstörungen

☹ Erhöhte Infektionsanfälligkeit

☹ Entzündungen

☹ Krankheiten wie Arthrose, Gefäßerkrankungen, verminderte Leistungsfähigkeit des Herzens

☹ Verstimmungen

☹ Steigender Blutdruck

☹ Verschlechterung der Herzleistung

☹ Schlechte Regeneration nach dem Sport

☹ Depressionen

☹ Anhaltende Müdigkeit

☹ Konzentrationsschwierigkeiten

3.5.5 Was passiert bei Eisenmangel?

Eisen ist ein Bestandteil des Hämoglobins, der Farbstoff in den roten Blutkörperchen. Es ist für den Sauerstofftransport im Körper, die Speicherung des Sauerstoffs in der Muskulatur verantwortlich und spielt eine wichtige Rolle für die Energiebereitstellung und -gewinnung in der Zelle. Weiter beteiligt es sich an der Bildung von Hormonen, an der Entgiftung von schädlichen Stoffen, dem Umbau unserer Gene (DNA), der Neubildung und Reparatur von Gewebe und vielem mehr.

Eisenmangel ist die häufigste Mangelerscheinung in Europa und in den westlichen Ländern. Drei Viertel aller Betroffenen sind weiblich.

Bei Eisenmangel leidet man unter einer Anämie (Blutarmut), dabei sind im Blut zu wenige rote Blutkörperchen (Erythrozyten) enthalten. Das führt zu einer unzureichenden Sauerstoffversorgung des Körpers.

Folgende Symptome können auf einen Eisenmangel verweisen:

- ☹ Haarausfall
- ☹ Antriebsschwäche und Müdigkeit
- ☹ Blasse Haut
- ☹ Brüchige Nägel
- ☹ Eingerissene Mundwinkel
- ☹ Herzklopfen
- ☹ Konzentrationsstörungen
- ☹ Kopfschmerzen oder Schwindel
- ☹ Kurzatmigkeit
- ☹ Leichte Reizbarkeit
- ☹ Eiweißmangelerkrankung Kwashiorkor

Mit **DAINU-VEGAN** sind alle diese Probleme gelöst, ohne Präparate, ohne Nahrungsergänzungsmittel, ohne Zusatzstoffe, die keine natürlichen, sondern verarbeitete Produkte sind, egal, wie man sie nennt!

3.5.6 Was passiert bei Folsäuremangel (Vitamin B9)?

Folsäure ist ein wasserlösliches Vitamin und gehört zur Gruppe der B-Vitamine. Es wird häufig als Vitamin B9 bezeichnet, aber auch als Vitamin B11 oder Folat. Es ist direkt an der Blutbildung im Knochenmark beteiligt und an vielen wichtigen Stoffwechsel- und Wachstumsprozessen. Folsäure spielt eine sehr wichtige Rolle bei der Entwicklung von Blut, Zellen und der DNA, der Erbsubstanz. Deswegen ist es ein besonders wichtiges Vitamin während der Schwangerschaft.

Was bei Folsäuremangel passieren kann:

- ☹ Blutarmut (Anämie) wie bei Vitamin B12-Mangel
- ☹ Fehlgeburt oder Fehlbildungen des Embryos, Fehlbildungen des Kindes
- ☹ Appetitmangel
- ☹ Gewichtsverlust
- ☹ Herz- und Atembeschwerden
- ☹ Erhöhte Blutungsneigung
- ☹ Abwehrschwäche

3.5.7 Was passiert bei Zink-, Jod-, Calcium- und Magnesiummangel?

In der Tabelle Kapitel 7.4 „Vegane, mineralstoffreiche Lebensmittel: Tabelle wichtiger Mineralien und Spurenelemente und in welchen natürlichen Lebensmitteln sie enthalten sind" werden alle Details zu dieser Frage erklärt sowie die Vorteile dieser Nährstoffe für den Körper aufgelistet.

DAINU-VEGAN

4.

Was ist DAINU-VEGAN?

Teilzeit vegan ist die beste Ernährungsmentalität, der perfekte Ernährungsstil und der Grundstein für eine gesundheitsfördernde Ernährungsweise

DAINU-VEGAN

DAntses Intermittierende NUtrazeutische VEGANe Ernährung

ist ein zeitlich begrenzter veganer Ernährungsstil und eine Ernährungsmentalität für Fleischliebhaber: ohne Weizen und Zucker, dafür mit viel pflanzlichem Öl. Ihr Ziel ist die gesunde Ernährung und gleichzeitig, dem Körper eine ständige Regeneration (Reset) zu ermöglichen. So schafft es der Körper immer selbst den Müll des verzehrten Essens zu entsorgen und psychische sowie physische Krankheiten zu bekämpfen, zu beseitigen oder ihnen vorzubeugen.

Das Besondere an **DAINU-VEGAN** ist, dass es, wegen der ausgewählten Lebensmittel, nie zu Mangelerscheinungen kommt.

DAINU-VEGAN

= VEGANE ERNÄHRUNG

- WEIZEN

- ZUCKER

+ ÖL

und ohne Mangelerscheinungen!

4.1 Was unterscheidet DAINU-VEGAN vom gängigen Veganismus?

Bei einer westlichen, rein veganen Ernährung muss man sehr aufpassen, dass der Körper nicht mit bestimmten Nährstoffen unterversorgt wird. Meistens kommt es zu Mangelerscheinungen, weil der Körper vor allem nicht genügend Vitamine B2 und B12 und nicht ausreichend Calcium, Eisen, Zink, Jod, Proteine, Aminosäuren und Omega-Fettsäuren bekommt.

Man kann viel Gemüse essen und sich dennoch ungesund ernähren. Die Auswahl und die mangelnde Qualität der veganen Nahrungsmitteln führen dazu, dass es Mangelerscheinungen gibt. Um diese zu vermeiden greifen Veganer auf Nahrungsergänzungsmittel oder angereicherte Lebensmittel zurück, Mittel, die, wie viele Studien zeigen, der Gesundheit schaden können.

Bei DAINU-VEGAN gibt es keine Unterversorgung mit Proteinen, den Vitaminen B2 und B12, Calcium, Eisen, Jod, Zink und Aminosäuren oder guten Fetten, denn in den zahlreichen Nährwerttabellen sind die besten Lebensmittel aufgelistet, die mit ihrem top Nährstoffgehalt einem möglichen Mangel vorbeugen. Diese Tabellen mit Superfoods findet man so nicht in anderen Büchern!

DAINU-VEGAN zeichnet sich dadurch aus, dass man während dieser Fastenzeit, in der man sich nur rein vegan ernährt, auch auf Weizen und alle Weizenprodukte verzichtet sowie auf Zucker.

DAINU-VEGAN legt mehr Wert auf Kräuter und Gewürze als auf Gemüse, denn Kräuter sind die wahren Power-Quellen von Vitaminen und Mineralstoffen, die besser vom Körper aufgenommen werden als die aus Gemüse. Es gibt Völker in Afrika, die kaum Gemüse essen, aber dafür viel mehr gewürzte Gerichte mit vielen Kräutern und sie haben kaum Mangelerscheinungen. Es gibt dagegen Menschen, die sich vorwiegend von Gemüse ernähren und wenige oder kaum Kräuter benutzen und die dann an Mangelerscheinungen leiden.

DAINU-VEGAN ist immer frisch zubereitet und bis auf wenige Ausnahmen sind alle Zutaten frisch.

DAINU-VEGAN bewirkt Wunder im Körper!

4.2   DAINU-VEGAN enthält natürliche Antibiotika

Auch die Tiere in der freien Natur haben manchmal chronische Infektionen, heilen sich aber selbst, ohne irgendwelche Industrie-Antibiotika zu benutzen, nur mit pflanzlichen Mitteln.

Mehrere tausend Tonnen Chemie-Antibiotika schlucken Menschen pro Jahr weltweit. Oft sind diese überflüssig und sie helfen auch gar nicht richtig bei allen Krankheiten. Diese Chemikalien können sogar noch weitere Krankheiten verursachen. Auch wenn die Wirksamkeit von Antibiotika bei vielen Krankheiten lebensrettend ist und nicht in Frage gestellt wird, kann man dennoch in vielen Fällen darauf verzichten und sich an die Natur wenden. Die Natur hat für die Menschen vorgesorgt und uns natürliche Mittel zur Verfügung gestellt, die zum Teil besser wirken als die Medikamente aus dem Labor, die manchmal Milliarden gekostet haben.

> **Ätherische Öle sind Inhaltsstoff zahlreicher Lebensmittel und die Grundlage antibiotisch wirkender pflanzlicher Mittel.**

Natürliche Lebensmittel, die antibakteriell und wie Antibiotika wirken

Hier sind einige natürliche Lebensmittel, die das Wachstum von anderen Mikroorganismen hemmen oder diese gar abtöten können:

☺ Moringa, ein Wundermittel, ein Mittel für alles

☺ Ingwer

☺ Zwiebel

☺ Knoblauch

☺ Heißes Palmöl

☺ Palmkerne gemahlen

☺ Wasserdost

☺ Cranberrys

☺ Thymian

☺ Schafgarbe

☺ Myrte

☺ Kapuzinerkresse

☺ Umckaloabowurzel

☺ Kapland-Pelargonie

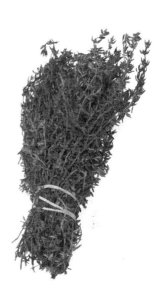

😊 Kurkuma

😊 Propolis

😊 Honig

😊 Meerrettich

😊 Grüne Mango

😊 Grüne Papaya

😊 Scharfe Chilischoten und ihre Blätter

😊 Okra

😊 Salbei

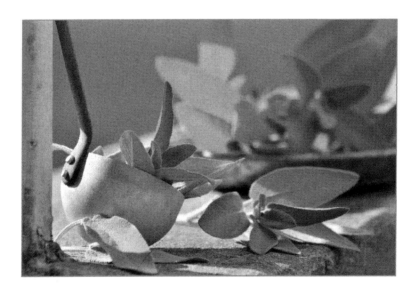

4.3 DAINU-VEGAN gegen Mangelernährung bei Schwangeren und Babys

Stillende und schwangere Frauen, Babys, Kinder und Jugendliche haben einen höheren Bedarf an Nährstoffen.

Ab dem dritten Schwangerschaftsmonat haben Frauen einen erhöhten Nährstoff- und Energiebedarf. Eine deutlich höhere Nahrungszufuhr mit Proteinen, den Vitaminen A, B6, B12, Aminosäuren, guten Fetten sowie den Mineralstoffen Eisen, Zink und Jod muss sichergestellt werden, damit die Frau und das Kind gesund bleiben und Schäden an Babys vermieden werden.

Wenn die schwangere Frau sich nach DAINU-VEGAN ernährt, ist eine gute Nährstoffversorgung während der Schwangerschaft kein Problem. Es besteht dann keine Gefahr von Mangelerscheinungen durch Unterversorgung.

In den DAINU-VEGAN -Nährwerttabellen findet jede Frau die geeigneten Lebensmittel, die ihr den nötigen Nährstoffbedarf liefern und sichern.

Im Vergleich zu ihrem Körpergewicht haben Säuglinge und Kleinkinder einen höheren Nährstoff- und Energiebedarf als Erwachsene. Die Muttermilch ist während der ersten Lebensmonate die beste Nahrung für Säuglinge und die Muttermilch ist in ihrer Zusammensetzung vollkommen. Das bedeutet, sie enthält alle Nährstoffe und Schutzstoffe, die das Baby braucht, um satt zu werden, gesund zu sein und es zu bleiben. Deswegen braucht sich nur die Mutter gesund zu ernähren und das Baby bekommt es mit.

DAINU-VEGAN hilft auch später, wenn das Kind dann ohne Muttermilch ernährt werden muss. **DAINU-VEGAN** ermöglicht, dass eine ausreichende Versorgung mit den Vitaminen D, B12, den Mineralstoffen Calcium (sehr wichtig), Eisen, Zink, Jod sowie Omega-3-Fettsäuren sichergestellt wird.

Für Kinder und Kleinkinder ist eine absolut reine vegane Ernährung nicht zu empfehlen. **DAINU-VEGAN** ist die beste Form für Kinder. Das bedeutet, es ist wichtig, dass sie regelmäßig etwas Tierisches zu sich nehmen, um einen Mangel an Vitamin B12 und anderen Nährstoffen zu vermeiden. Sie essen sowieso viel weniger Gemüse und „grünes Zeug" als Erwachsene, aber dafür sind sie im Wachstum und verbrauchen im Vergleich viel mehr Nährstoffe. Mangelerscheinungen entwickeln sich bei ihnen sehr schnell.

5.

Die vier Makronährstoffe für alle Menschen

Kohlenhydrate, Proteine (Eiweiße) und Fette (Lipide) sind die drei Makronähstoffe, die in allen wissenschaftlichen Büchern erwähnt werden. Ich habe aber noch die Ballaststoffe hinzugenommen. Nach meiner Auffassung gibt es somit vier Makronährstoffe.

Makronährstoffe sind wichtige Nahrungsbestandteile, die der Körper braucht, um Energie zu erzeugen und um einen gut funktionierenden Stoffwechsel garantieren zu können.

> Nach Empfehlungen der Deutschen Gesellschaft für Ernährung (DGE) sollte Fett etwa ein Drittel der Energieaufnahme ausmachen. Mehr als die Hälfte des Energiebedarfs sollte über Kohlenhydrate gedeckt werden, während Protein (Eiweiß) mit etwa 15 % der täglichen Energiezufuhr beziffert wird.

5.1 Kohlenhydrate

Kohlenhydrate bestehen aus Zuckermolekülen und sind neben Fett und Eiweiß ein wichtiger Bestandteil der menschlichen Nahrung und des gut funktionierenden Körpers. Sie sind neben Fett die wichtigsten Energielieferanten für den Körper und „Benzin" für Gehirn und Muskeln: 1 Gramm Kohlenhydrate hat 4 Kilokalorien, Fett hingegen hat pro Gramm 9 Kilokalorien. Die akute Energieversorgung des Körpers wird im Wesentlichen über die im Blut gelöste Glucose gewährleistet. Kohlenhydrate werden über das Blut zu allen Zellen transportiert.

Kohlenhydrate werden in drei Gruppen unterteilt:

1. Die Monosaccharide (Einfachzucker), z. B. Traubenzucker, Fruchtzucker werden sofort vom Blut aufgenommen

2. Disaccharide (Zweifachzucker), z. B. Kristallzucker, Milchzucker, Malzzucker werden schnell in Einfachzucker umgewandelt

   Einfachzucker und Zweifachzucker sind wasserlöslich und haben einen süßen Geschmack. Sie kommen vor allem in Süßigkeiten und Schokolade vor. Sie enthalten, außer in Obst, keine Vitamine und Mineralien und sind nur reine

Energieträger, die den Blutzuckerspiegel schnell in die Höhe steigen lassen. Durch die Ausschüttung von Insulin wird er dann schnell abgebaut und das Hungergefühl kommt rasch zurück.

3. Polysaccharide (Vielfachzucker), z. B. in Stärke, Cellulose, Chitin, Getreide, Vollkornprodukten, Kartoffeln und Hülsenfrüchten, sind hingegen nicht in Wasser löslich. Sie lassen den Blutzuckerspiegel langsamer ansteigen. Da der Zuckerspiegel dann im Blut konstant bleibt, hält das Sättigungsgefühl länger an. Sie enthalten viele Vitamine, Mineralstoffe, sekundäre Pflanzenstoffe und Ballaststoffe und haben einen geringen Fettgehalt

Wie wirken Kohlenhydrate im Körper?

Kohlenhydrate werden im Verdauungstrakt als Glucose (Einfachzucker) aus dem Nahrungsbrei aufgenommen und gelangen in die Blutbahn. Das Hormon Insulin transportiert die Glukose vom Blut in die Körperzellen und deswegen steigt nach der Nahrungsaufnahme von Kohlenhydraten der ersten beiden Kategorien der Blutzuckerspiegel sehr schnell. Wird der aufgenommene Zucker nicht benötigt, wandelt sich die Glucose in Glykogen um als Reserve für schlechte Zeiten. Wenn die Versorgung des Gewebes mit Kohlenhydraten größer ist als die Menge, die der Körper verbrauchen kann, wenn der Glycogenspeicher im Muskel voll ist, wird der Überschuss in Fett umgewandelt und als Depotfett gespeichert und man nimmt zu.

> Kohlenhydrate können unter Energieaufwand aus anderen Nahrungsbestandteilen wie Proteinen und Glycerin vom Körper selbst hergestellt werden und sind deswegen nicht essenziell für den Körper.

Das Problem ist allerdings, dass beim Verzicht auf bestimmte Kohlenhydrate (besonders aus der Mehrfachzuckergruppe), dem Körper bestimmte wichtige Vitamine und Mineralien fehlen. Daher sind gute Energielieferanten für Körper, Muskeln und Gehirn Mehrfachzucker – wie Kochbananen, Obst, Gemüse, Hülsenfrüchte, Süßkartoffeln. Diese Lebensmittel sind reich an Vitaminen, Mineralstoffen, sekundären Pflanzenstoffen und Ballaststoffen und haben einen sehr geringen Fettgehalt.

Abnehmen durch Verzicht auf Kohlenhydrate? Jein...

Viele Ernährungsexperten meinen, dass Kohlenhydrate Dickmacher sind, dass man auf sie verzichten kann, da sie nicht essenziell sind und dass man so schnell Gewicht verlieren würde. Jein, würde ich sagen. Zwar kann die Leber über den Abbau von Körpereiweißen Glukose herstellen, aber diese Herstellung passiert einfacher mit Einfach- und Zweifachzucker-Kohlenhydraten, als mit Mehrfachzuckern.

> Enthält man dem Körper Mehrfachzucker-Kohlenhydrate vor, verliert der Körper eine wichtige Ballaststoff-Zufuhr und Ballaststoffe machen satt. Das bedeutet, dass Kohlenhydrate nicht gleich Kohlenhydrate sind!

Man kann auf Einfachzucker und Zweifachzucker (oft werden sie in isolierter Form verzehrt) und auf bestimmte Mehrfachzucker-Kohlenhydrate ohne große Probleme verzichten, weil sie meist kaum gesunde Nährstoffe und Vitamine enthalten und sie außerdem oft industriell verarbeitet und gesundheitsschädlich sind. Es handelt sich um Produkte wie Milch und Milchprodukte, Brot, Backwaren, verarbeitete Getreide, Nudeln und Mehle (Weißmehl ist am schlimmsten), manche Nüsse, süße Getränke, Süßwaren, Eis, Brotaufstriche usw., alle enthalten isolierte und verarbeitete Kohlenhydrate und außerdem zu viele Kalorien. Mehr dazu findest du in Kapitel 7.8 „Vegane Power-Kohlenhydrate".

Polysaccharide sind die beste Nahrung für die Muskeln, wie man an den Menschen in Afrika sieht.

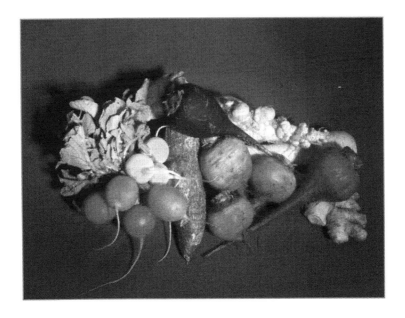

Kohlenhydrate aus Rüben, Knollen oder Wurzeln, wie Kartoffeln, Yams, Süßkartoffeln, Taro, Maniok sowie Kochbananen, Hülsenfrüchten, Obst, Gemüse und Kräutern sind wichtige Vitaminlieferanten, sie enthalten wichtige Ballaststoffe und haben viel weniger Fett und somit weniger Kalorien als die anderen Formen der Kohlenhydrate. Die Aufspaltung und Verdauung dieser Polysaccharide geht nur langsam vonstatten und deswegen steigt der Blutzuckerspiegel auch langsam an. So machen sie für längere Zeit auch richtig satt, da der Zuckerspiegel im Blut dann konstant bleibt. Man isst deswegen weniger.

> Muskeln lieben Kohlenhydrate (und Fleisch). Diese lassen die Muskeln fast von alleine wachsen, wie ich bei Menschen in Afrika gesehen habe. Wer mehr Polysaccharide isst, nimmt am Tag weniger Kalorien zu sich als bei anderen Formen der Ernährung.

Ein Beispiel, was in Kamerun durchschnittlich gegessen wird:
300g Maniok (ca. 450 kcal) in Wasser gekocht mit einer Sauce aus 400 g Spinat (ca. 100 kcal) und zwei Stücken Fleisch (300 kcal) und Öl (100 kcal).

Das macht in der Summe nicht einmal 1000 kcal, aber man ist voll und ganz satt, fast für den ganzen Tag. Doppelt so viel pro Tag wäre für einen Mann schwer zu schaffen. Normalerweise kommt dann nur noch eine kleine Mahlzeit dazu und am Ende des Tages ist man unter 2500 kcal und somit weit unter der von Ernährungsexperten empfohlenen Tagesmenge für Männer von ca. 3000 kcal. Das Beste dabei ist, dass man fast alle wichtigen Vitamine zu sich genommen hat und viel weniger Chemikalien. Mehr dazu in B.5.5. @

Schlechte Kohlenhydrate sind:

Verarbeitete Weizenprodukte, wie Nudeln, Vollkornnudeln, Müsli, Weizenmehlprodukte aller Art, von Brot bis Kuchen, das bedeutet alle Backwaren auf Weizenmehlbasis!

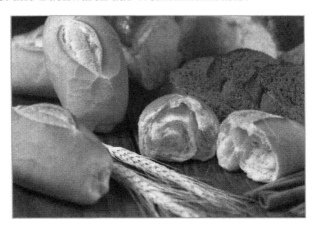

Wir sehen also, als Prinzip macht die richtige Wahl der Kohlenhydrate mehr Sinn als der totale Verzicht darauf. Man kann zwar abnehmen, aber langfristig ist das ungesund, denn Kohlenhydrate liefern nicht nur Energie, sie beteiligen sich auch an der Regulation des Stoffwechsels von Proteinen und Fetten. Ich finde eine lang andauernde, ganz auf Kohlenhydrate verzichtende Diät, ohne ausreichende Zufuhr von Proteinen zwingt den Körper sich selbst zu fressen, indem er Kohlenhydrate unter großem Energieaufwand selbst herstellt. Das ist aber nicht seine Rolle. Das ist ungesund. Man schadet so langfristig anderen Organen.

Ich empfehle in meinem Ernährungscoaching nur einen selektiven Verzicht auf Kohlenhydrate, denn der totale Verzicht wäre einseitig und sogar unmöglich, denn Kohlenhydrate kommen in verschiedensten Lebensmitteln und auch in Kombinationen mit anderen Nährstoffen vor, auch dort, wo wir es nicht erwarten. Deswegen kann diese Diät nicht langfristig und nachhaltig dazu führen, das gewünschte Ziel zu erreichen, denn niemand kann null Kohlenhydrate essen. Ausgewählte Kohlenhydrate enthalten wichtige Vitamine für die Muskeln und machen somit muskulös und schlank.

Wir brauchen alle drei Makronährstoffe. Meine Empfehlung ist eine gute Mischung aus allen drei Komponenten.

5.2 Proteine

„Proteine, Eiweiße oder Eiweißstoffe sind biologische Makromoleküle, die aus Aminosäuren aufgebaut sind. Proteine finden sich in allen Zellen und verleihen ihnen nicht nur Struktur, sondern sind auch molekulare Maschinen, die Metabolite transportieren, Ionen pumpen, chemische Reaktionen katalysieren und Signalstoffe erkennen können. Aus Proteinen (Eiweiß) bestehen z. B. Haut, Haare, Muskeln." (Quelle: Wikipedia)

Eiweiße sind die Grundbausteine deines Körpers und aller menschlicher Zellen

Eiweiße machen dabei 20% des Körpergewichts aus und ohne sie geht gar nichts. Sie haben wichtige Funktionen für den Körper, u.a.:

☺ Sie schützen den Körper vor Mikroorganismen

☺ Sie sind Energielieferanten

☺ Sie lassen Muskeln sich bilden und gesund bleiben

☺ Sie steuern als Hormone viele Vorgänge im Körper

☺ Sie transportieren körperwichtige Substanzen, wie z. B. Hämoglobin, das im Blut für den Sauerstofftransport zuständig ist, oder Transferrin, das Eisen im Blut transportiert

☺ Sie lassen Zellen sich entwickeln, sich bilden, sich erneuern oder sich reparieren

☺ Sie sind Reservestoffe bei Hungersnot

☺ Und viel mehr

Die wichtigsten Proteinquellen sind Fleisch, Fisch, Eier, Milchprodukte, Nüsse und Hülsenfrüchte.

Ein Mangel an Proteinen kann dem Körper schaden mit folgenden Ergebnissen: Haarausfall (Haare bestehen zu 97 bis 100% aus Proteinen – Keratin), Kwashiorkor (Hungerödem), Muskelschwäche, Wachstumsstörungen, Fettleber, Müdigkeit.

Achtung: Wer übermäßig viel Eiweiß verzehrt, kann einen erhöhten Gehalt an Harnsäure in seinem Blut beobachten. Diese entsteht durch den Abbau der Eiweiße im Körper.

5.3 Fette

Was ist Fett und welche Arten von Fett gibt es?

Fett ist ein Makronährstoff, der nur über die Nahrung in unseren Körper gelangt, während der Körper zum Beispiel Kohlenhydrate selbst herstellen kann. Fette sind gute Geschmacks- und Aromaträger. Sie lassen das Essen gut und intensiv schmecken.

Jedes Gramm Fett enthält 9 Kilokalorien, Proteine und Kohlenhydrate enthalten nur jeweils 4 Kilokalorien. Das zeigt, dass Fett in unserer ursprünglichen Ernährung eine zentrale Rolle bei der Energiegewinnung hatte. Schon während der Entwicklung des Fötus und des Kindes sind gesättigte Fettsäuren am wichtigsten. Studien von Dr. Weston A. Price (1870-1948), ein zu dieser Zeit sehr bekannter Zahnarzt, der „Isaac Newton der Ernährung" genannt wurde, zeigen, dass eine fettarme Ernährung einer schwangeren Frau vermehrt zu verkleinerten Kiefern und damit lebenslangen Zahnfehlstellungen des Kindes führt. In Kamerun habe ich gelernt, dass Kinder, deren Mütter in der Schwangerschaft wenig Fett zu sich genommen haben, psychisch labiler sind und viel mehr Probleme mit den Nerven, mit Depressionen, Migräne, Gewichtsproblemen usw. haben werden. Eine gute Versorgung mit gesättigtem Fett ist deswegen in der frühkindlichen Entwicklung absolut wichtig.

Fett ist der Energieträger mit der größten Energiedichte

Fette transportieren fettlösliche Vitamine, Mineralien und andere Mikro-Nährstoffe in unserem Organismus. Ohne Fett würden Mangelerscheinungen auftreten. Fette sind also ein sehr wichtiger Bestandteil der menschlichen Ernährung.

> **Ohne Fett können Gehirn und Denken nicht funktionieren. Muskeln bestehen zu einem großen Teil aus Fett. Daher ist es falsch gesund bleiben zu wollen, indem man Fett weglässt.**

Ein weiterer Grund Fett zu sich zu nehmen sind die fettlöslichen Vitamine, die sie enthalten: Vitamin A, Vitamin D, Vitamin E und Vitamin K. Diese Vitamine stammen aus fetthaltigen Quellen (meist tierischen Ursprungs). Viele sind auch im Gemüse, auch aber hier ist festzuhalten, dass diese fettlöslichen Vitamine im Gemüse nur dann richtig vom Körper aufgenommen werden können, wenn das Gemüse mit Fett zubereitet wird. Das beste Fett dafür ist Öl mit gesättigten Fettsäuren.

> **Fette sind nicht gleich Fette. Es gibt sehr gute, weniger gute und schlechte Fette, die die Wissenschaft in ungesättigte, gesättigte und Transfette unterteilt hat.**

Sowohl gesättigte als auch ungesättigte Fettsäuren sind nützlich für den Körper. Sie können Energie und Tonus liefern, sie unterstützen und stärken das Immunsystem, bekämpfen und verhindern viele Krankheiten und wirken sich auf viele weitere Stoffwechselprozesse positiv aus.

Die meisten pflanzlichen Öle enthalten sowohl gesättigte als auch ungesättigte Fettsäuren in verschiedenen Verhältnissen und die Öle haben unterschiedliche Funktionen, weswegen es auch so viele verschiedene gibt. Man findet kaum ein pflanzliches Öl, das nicht gesättigte, einfache und mehrfache ungesättigte Fettsäuren enthält. Eine große Zahl an ungesättigten Fettsäuren macht ein Öl aber nicht unbedingt gesünder. Zum Beispiel besitzen Kokosöl und Palmöl weniger mehrfach ungesättigte Fettsäuren, sind aber viel gesünder und helfen dem Körper besser, gesund zu bleiben und schneller abzunehmen als Sonnenblumenöl. Menschen in Ländern, in denen diese Öle benutzt werden, sind schlanker und muskulöser, als Menschen in den westlichen Ländern, die häufiger Sonnenblumenöl, Rapsöl oder Olivenöl zu sich nehmen.

Der Körper braucht eine gut dosierte Ernährung mit allen Arten von Ölen, das tut ihm gut. Es gibt diese vielen verschiedenen Arten von Fetten nicht umsonst, sie sind da, weil sie irgendwie wichtig sind. Der Mensch nutzt sie nur schlecht. Nicht die Fette selbst sind das Problem, sondern was wir Menschen aus den Fetten gemacht haben oder machen und wie wir sie nutzen. Es ist deswegen ratsam, beim Kochen abwechselnd unterschiedliche Fette zu benutzen, damit wir dem Körper alle Fettsäuren geben, die er braucht. Wichtig ist für mich vor allem die Quelle des Öles und wie das Öl weiterverarbeitet wurde, d.h. welche Zusatzstoffe darin zu finden sind.

Ich warne lediglich vor gesättigten Fettsäuren aus tierischer Quelle: Dabei denke ich vor allem an Milcherzeugnisse und verarbeitete Fleischprodukte (Wurst, Schinken, Bratwurst usw.), mehr als an Fleisch selbst.

Ein gelegentlicher Verzehr dieser Produkte ist für den Körper auch keine Gefahr. Die Gefahr besteht nur, wenn man diese tierischen Produkte regelmäßig und in großen Mengen zu sich nimmt.

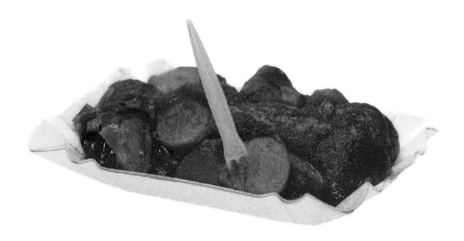

Welche Fette gibt es?

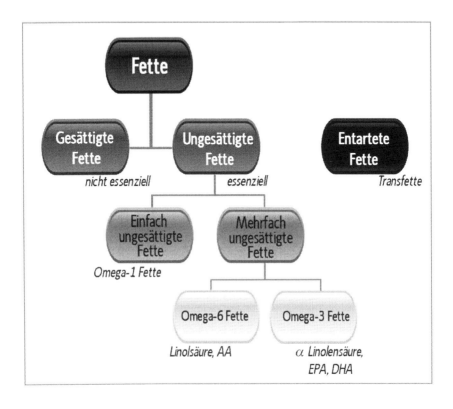

5.3.1 Gesättigte Fette, auch nicht-essenzielle Fette genannt

Gesättigte Fette sind nicht-essenziell. Das bedeutet, unser Körper kann sie selbst herstellen. Zellmembranen bestehen zu 30 bis 50% aus gesättigten Fettsäuren.

Fette, die hart werden, wenn sie kalt sind – außer pflanzlichen Ölen (Palmöl, Kokosöl) oder unverarbeitetem Fleisch – sind ganz generell nicht sehr gut für den Körper, z.B. Butter oder Fett aus Milchprodukten, auch wenn die Lebensmittelindustrie uns das nicht deutlich erklärt. Dies sind oft schlechte gesättigte Fette. Sie lassen den Cholesterinspiegel im Blut ansteigen und machen fett.

> Gesättigte Fettsäuren sind aber nicht grundsätzlich so schlecht für den Körper, wie überall propagiert wird. Im Gegenteil, diese Fette sind für den Körper sehr wichtig.

Die Quelle, aus der sie stammen, macht diese Fette meiner Meinung nach gut oder weniger gut. Fleisch kann sehr wohl gesund sein und dem Körper guttun. Viele gesättigte Fette sind deshalb schlecht, weil sie von Tieren stammen, die schlecht ernährt wurden.

> ## Jüngste Studien haben gezeigt, dass die Aufnahme gesättigter Fette über die Ernährung das Risiko von Herzerkrankungen reduzieren kann.

Das Fett der Muttermilch, die das Baby trinkt, besteht zum großen Teil aus gesättigten Fettsäuren, aber dieses Fett ist sehr gesund und macht das Kind gesund. Auch gesättigte Fette von gesunden Tieren sind ungefährlich für den Körper, wenn sie, wie bei allen Dingen, in Maßen verzehrt werden. Schon unsere Vorfahren liebten am Fleisch das Fett, das für sie das Wertvollste war. Sie waren aber dennoch nicht dick. Das zeigt, dass nicht das Fett dick macht, sondern das schlechte Fett (durch falsche und chemikalienreiche Futtermittel und durch die industrielle Verarbeitung des Fleisches).

Ein anderer Vorteil von gesättigten Fettsäuren: sie sind chemisch sehr stabil, halten sich lange und lassen sich hoch erhitzen, ohne dass sie dabei oxidieren. Fette mit vielen gesättigten Fettsäuren sind lange haltbar.

5.3.2 Ungesättigte Fette

Ungesättigte Fette lassen sich in nicht-essenzielle und essenzielle Fette unterteilen:

Die einfach ungesättigten heißen Omega-1-Fette, dazu zählen auch die Omega-9-Fette. Sie sind nicht essenziell und können auch vom Körper selbst hergestellt werden. Sie werden für die Testosteronproduktion benötigt. Fast alle Öle, Fleisch, Nüsse, Avocados enthalten sie.

Die mehrfach ungesättigten Fettsäuren sind in Omega-6 und Omega-3 Fette unterteilt. Diese Fette sind lebenswichtig, es sind essenzielle Fette. Das bedeutet, unser Körper kann diese Art der Fettsäuren nicht selbst herstellen, also müssen sie von außen zugeführt werden. Die beste Quelle dafür ist eine Ernährung, die aus pflanzlichen und tierischen Produkten besteht.

> Einfache und mehrfach ungesättigte Fettsäuren beeinflussen den Cholesterinspiegel günstig und schützen Herz und Gefäße, indem sie das LDL-Cholesterin (schlechtes Cholesterin) senken und das gefäßschützende HDL-Cholesterin (gutes Cholesterin) erhöhen.

Diese Fette helfen sehr beim gesunden Abnehmen.

Fette, die flüssig bleiben oder weich werden, wie Pflanzenöle, sind generell besser für den Körper. Sie sind eher reich an einfach (wie Olivenöl, Rapsöl) und mehrfach ungesättigten Fettsäuren (wie Maiskeimöl, Sonnenblumenöl, Sojaöl, Distelöl). Dies ist aber nur eine grobe Orientierung. Das bedeutet, dass auch harte Fette, wie Palmöl oder Kokosöl sehr wohl gesund sind und vielleicht sogar am gesündesten.

Ein Nachteil von mehrfach gesättigten Fettsäuren: Sie sind chemisch sehr instabil, halten sich nicht lange, sie lassen sich nicht so hoch erhitzen und oxidieren schneller. Es besteht deswegen die Gefahr, dass sich Transfettsäuren bilden.

5.3.2.1   Omega-6 Fettsäuren

Omega-6 Fettsäuren wird eine entzündungshemmende Wirkung nachgesagt. Sie sind für einen perfekt funktionierenden Stoffwechsel sehr wichtig. Für die Gesundheit von Haut, Haaren, Zähnen, Muskeln und Gelenken sind sie unersetzlich.

Omega-6 findet man in fast allen fetthaltigen Lebensmitteln, wie z.B. in Hülsenfrüchten, Fisch, fetthaltigem Fleisch, Ölen (Distelöl, Sonnenblumenöl, Rapsöl, Maiskernöl, Walnussöl, Olivenöl usw.), Samen, Nüssen, sogar in Vollkornprodukten.

5.3.2.2 Omega-3 Fettsäuren – wichtige Bestandteile der gesunden Ernährung und des Muskelaufbaus

Omega-3 Fettsäuren, wie zum Beispiel DHA, gehören zu den mehrfach ungesättigten Fettsäuren und sind wichtige und notwendige Bestandteile unserer Ernährung; sie werden vor allem im Gehirn gebraucht. Das menschliche Gehirn besteht zu einem großen Teil aus DHA, das zur Stärkung der Hirnleistung und der Bekämpfung von zahlreichen Krankheiten, wie zum Beispiel Alzheimer, Herzinfarkt, Demenz, Thrombose und ADHS benötigt wird. Außerdem hilft es gegen Übergewicht.

Omega-3 Fettsäuren werden des Weiteren benötigt für

☺ die Produktion von Hormonen,

☺ die Synthese von Eiweiß,

☺ die Bekämpfung von Entzündungen und Infektionen,

☺ die Bildung körpereigener Abwehrzellen,

☺ den Schutz des Herzens,

☺ das Senken der Blutfettwerte und des Blutdrucks,

☺ das Reduzieren des Blutzuckerspiegels

☺ und vieles mehr

DHA kann sowohl über die Nahrung zugeführt werden – vor allem durch Öle fettreicher Meeresfische wie Makrele, Hering, Aal und Lachs – als auch im menschlichen Organismus aus der essenziellen α-Linolensäure synthetisiert werden.

5.3.2.3 Welche Lebensmittel enthalten die mehrfach ungesättigten Fettsäuren?

Gute Lebensmittel, die Omega-3 Fettsäuren enthalten

☺ Fisch: Lachs, Hering, Thunfisch, Makrele, Aal

☺ Fast alle Öle: Hanföl, Leinöl, Walnussöl, Algenöl, Rapsöl, Sojaöl; diese enthalten zwar kein DHA und EPA, dafür jedoch deren Vorstufe, die Omega-3 Fettsäure ALA (α-Linolensäure). Diese Vorstufe kann der Körper in DHA und EPA umwandeln. 20 Gramm Rapsöl (ca. zwei Esslöffel) entsprechen dabei etwa einer Menge von 1 bis 1,5 Gramm

Omega-3 Fettsäuren. Das würde für den Tagesbedarf ausreichen.

☺ Leinsamen, Walnüsse

Vorsicht vor Omega-3 Fettsäuren aus Ernährungsergänzungsmitteln!

Eine längere Einnahme von sehr hohen Dosen an Omega-3 Fettsäuren aus Nahrungsergänzungsmitteln kann zu gesundheitlichen Problemen führen wie zum Beispiel der Erhöhung des Cholesterinspiegels, der Schwächung des Immunsystems, der Vermehrung von Infektionskrankheiten und entzündungsbedingter Krankheiten, Übelkeit, Erbrechen usw.

Achtung: Ein Zuviel an mehrfach ungesättigten Fettsäuren kann auch eine Senkung des gefäßschützenden HDL-Cholesterins bewirken.

5.3.3 Gesättigte oder ungesättigte Fettsäuren? Was tut dem Körper gut?

Bei dieser Frage ist es wichtig, aus welcher Perspektive man die Sache betrachtet.

Aus Sicht der Naturvölker ist ein Fett mit überwiegend gesättigten Fettsäuren und einfach gesättigten Fettsäuren besser für den Körper, besser zum Abnehmen, besser für die Gesundheit als ein Fett mit überwiegend mehrfach gesättigten Fettsäuren. Das liegt auch daran, dass die mehrfach ungesättigten Fettsäuren instabil sind und schnell oxidieren und somit Entzündungen im Körper hervorrufen können.

Es ist auch festzustellen, dass die Produkte mit den meisten mehrfach ungesättigten Fetten in den westlichen Ländern herge- stellt werden. Andere Völker, die sehr natürlich leben und ihre Essgewohnheiten noch nicht „modernisiert" haben, essen häufi- ger andere Fette. Ist es Zufall, dass sie schlanker und gesünder sind?

Fast alle genannten gesunden Öle, wie Olivenöl, Kokosöl, Palmöl, Erdnussöl, enthalten eine hohe Menge an gesättigten und unge- sättigten Fettsäuren. Wenn man davon ausgeht, dass die Natur keine Fehler macht und dass auch das Fett in Tieren vorwiegend gesättigte Fettsäure enthält, kann man davon ausgehen, dass die mehrfach gesättigten Fettsäuren wichtig, aber nicht die besten sind. Das ist vielleicht auch der Grund, warum der Körper diese nicht selbst herstellen kann.

Gesättigte Fettsäuren helfen einer guten Resorption von fettlöslichen Vitaminen am besten.

Ist ein gesundes Öl mit vielen Omega-3 Fettsäuren automatisch ein Öl, das gesund macht? Viele Studien zeigen, dass Omega-3 Fettsäuren nur in Verbindung mit anderen Fettsäuren ihre ganze Wirkung zeigen!

Fazit:

Fette sind wichtig für den Körper.

Alle Öle haben Vor- und Nachteile

und die Mischung führt dazu,

dass Fett gesund ist.

5.3.4 Transfette

Transfette sind künstlich modifizierte Fette, sie sind unnatürlich für den Körper. Sie entstehen, wenn Öl nur teilweise gehärtet wird, um Lebensmittel so streichfähig, weich, cremig und länger haltbar zu machen.

„Transfettsäuren setzen sich in der weichen Zellwand fest und machen sie hart wie Butterbrotpapier."

So erklärt es der Ernährungswissenschaftler Gerhard Jahreis von der Uni Jena in einem Bericht des *Spiegel Online*. Somit wird der Austausch wichtiger Nährstoffe verhindert. Transfette erhöhen das schlechte LDL-Cholesterin. Sie senken außerdem das HDL-Cholesterin (das gute Cholesterin) und fördern somit Alzheimer und Herzkrankheiten, Arteriosklerose und Krebs.

Es gibt auch natürliche Transfettsäuren. Sie werden im Pansen von Wiederkäuern hergestellt und sind deshalb vor allem in Milch und Butter enthalten. Es ist noch nicht endgültig wissenschaftlich geklärt, wie schädlich sie im Vergleich zu den künstlichen Transfetten für den Körper sind.

> # Transfette stecken fast überall: in Backwaren, in Frühstücksflocken, in Keksen, Fertigsoßen, Tütensuppen, Pommes, Chips, Wurst, Brotaufstrichen und vielem mehr.

Diese Fette werden in den USA binnen der nächsten drei Jahre verboten, wie die US-amerikanische Lebensmittelbehörde FDA im Juni 2015 beschloss. Das ist eine klare Warnung, wenn sie sogar aus den Vereinigten Staaten kommt, dem Land der transfettsäurereichen Lebensmittel!

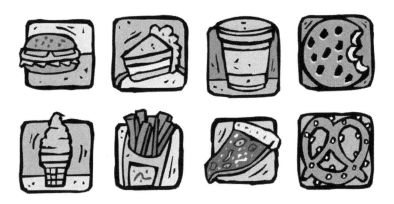

Empfehlung: Eine gute Mischung aus allen Fetten, denn keines existiert ohne Grund. Wenn es sie gibt, bedeutet das auch, dass sie eine wichtige Rolle in unserem Körper spielen. Nur Transfette sollte man unbedingt vermeiden, wenn es geht. Diese künstlichen Fette braucht der Körper nicht, wohl aber die Kasse der Lebensmittelindustrie.

Das ideale Verhältnis von Omega-6 zu Omega-3 Fetten für die Gesundheit ist schwer ermittelbar, aber zu hoch sollte es nicht sein. Manche Quellen sprechen von maximal 2:1. Bei industrieller Ernährung liegt man im Schnitt bei mindestens 12:1 bis manchmal sogar 30:1. Das ist ungesund!

5.4 Ballaststoffe – ein Plus für die vegane Ernährung: Ballaststoffe sind kein Ballast für den Körper

Ausschließlich pflanzliche Lebensmittel enthalten Ballaststoffe.

Der Name „Ballast" war ein Fehler! Wer auch immer diese Stoffe Ballaststoffe genannt hat, wusste sicher noch nicht, wie wichtig sie für den Körper, den Darm und die Gesundheit sind. Auf keinen Fall sind diese Stoffe Ballast für den Körper.

> Viele Ernährungsexperten raten gar, auf diese Stoffe bei der Ernährung ganz zu verzichten. Ein großer Fehler mit weitreichenden, negativen Konsequenzen.

Entgegen früherer Behauptungen sind Ballaststoffe sehr wichtig für den Körper. Sie helfen nicht nur beim Abnehmen, sie helfen der Gesundheit. Ballaststoffe haben die Eigenschaft im Magen Wasser zu binden und sorgen durch die Dehnung des Magensackes für ein Sättigungsgefühl. Das heißt, man hat lange Zeit kein Hungergefühl und deswegen isst man weniger. Außerdem helfen sie (Zellulose und Pektin) bei der Verdauung.

Des Weiteren beugen sie vielen Krankheiten vor und sind somit ein wichtiger Bestandteil der menschlichen Ernährung. Der Körper kann nicht auf sie verzichten. Ballaststoffe beugen Krebs, Diabetes, Arteriosklerose, Zahnkaries und Herzinfarkt vor, sie senken den Cholesterin- und Blutzuckerspiegel.

Ballaststoffe bestehen meistens aus Zucker, auch wenn sie nicht süß sind, und zählen zu den Mehrfachzuckern, den Polysacchariden (Kohlenhydrate). Sie kommen vorwiegend in pflanzlichen Lebensmitteln vor, unter anderem in Getreide, Obst, Gemüse, Hülsenfrüchten und ein bisschen in Milch.

Ballaststoffe sind in zwei Gruppen unterteilt, beide sind wichtig für den Körper: wasserlösliche Ballaststoffe, vor allem in Gemüse und Obst zu finden, und wasserunlösliche Ballaststoffe, wie Zellulose in Kleie und Schrot. Auch wenn Ballaststoffe teilweise ebenfalls eine faserige Struktur haben, sind sie dennoch nicht gleichzusetzen mit Rohfasern, wie manche irrtümlich annehmen.

Ballaststoffe regen den Darm und die Verdauung und als Füllstoffe auch die Darmbewegung an, werden dabei aber selbst nur leicht verdaut, d.h. sie werden im Dünndarm des Menschen fast gar nicht von Enzymen angegriffen und zersetzt. Im Dickdarm werden sie von Bakterien teilweise zerkleinert und zu Fettsäuren abgebaut. Diese Fettsäuren senken den PH-Wert im Darm, bekämpfen die Übersäuerung im Darm und dienen der Darmschleimhaut als Nährstoffe.

Die Deutsche Gesellschaft für Ernährung (DGE) empfiehlt laut Wikipedia, täglich mindestens 30 Gramm Ballaststoffe zu sich zu nehmen, am besten durch Vollkornprodukte, Gemüse, frisches oder getrocknetes Obst und Nüsse.

Achtung

Ballaststoffe können auch Mineralstoffe binden und diese werden dann durch den Stuhlgang ausgeschieden. Das bedeutet, dass es bei übermäßigem und einseitigem Verzehr zu Mangelerscheinungen kommen kann. Das Risiko ist aber sehr gering, wenn du Ballaststoffe aus vielen verschiedenen Nahrungsmitteln wie Äpfeln, Brokkoli, Trockenobst, Kochbananen, Okra, Ananas, Birnen, Bananen, Hülsenfrüchten (vorher lange im Wasser einweichen), Kartoffeln, der Frucht des Baobab-Baums – die Superfrucht aus Afrika (auch als Pulver erhältlich), Quinoa, Hirse, Kokosmehl, Yams, Kochbanane usw. zu dir nimmst.

Bestimmte Ballaststoffe sollte man allerdings selten zu sich nehmen, solche aus bestimmten Getreiden wie Weizen, besonders wenn sie aus nicht biologischer Landwirtschaft kommen, wie häufig Kleieprodukte. Diese Ballaststoffe sind meiner Einschätzung und Erfahrung nach nicht nötig für den Körper und machen uns krank. Sie verdienen wirklich den Namen „Ballast".

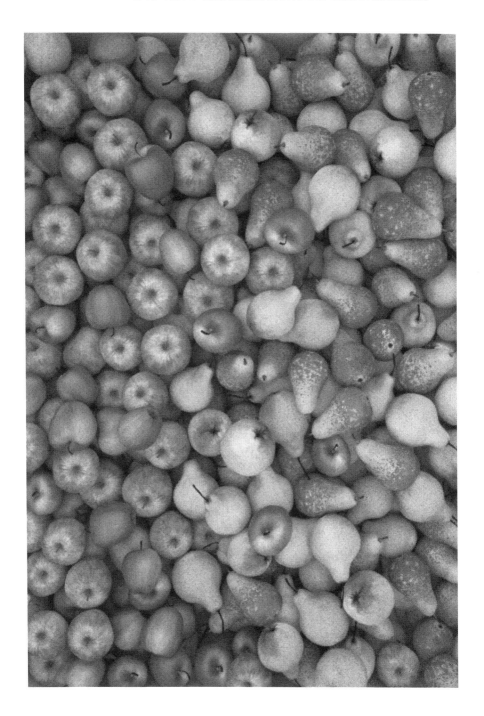

6.

DAINU-VEGAN schafft die Grundvoraussetzungen für eine Ernährungsart, die heilt

Die Grundvoraussetzung, dass Lebensmittel heilen und helfen ist, bestimmte Sachen zu wissen und dieses Wissen anzuwenden. Es ist wichtig, eine positive Grundeinstellung zu gesunden Lebensmitteln zu haben. Dabei spielen basische Lebensmittel, gesunde Öle sowie vitamin- und mineralstoffreiche Lebensmittel die zentrale Rolle.

DAINU-VEGAN ist in diesem Fall die perfekte Ernährung.

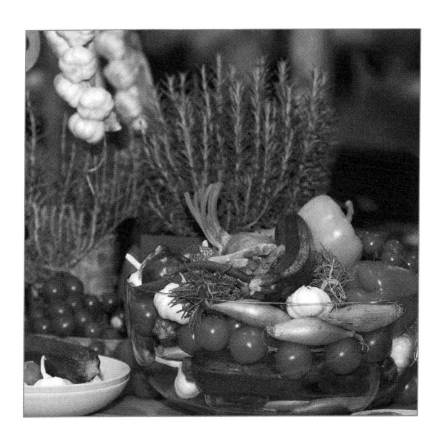

6.1 DAINU-VEGAN – sauber der Darm!
Gesunde Darmflora: Erste Voraussetzung für ein gesundes Abnehmen und eine erfolgreiche Krankheitsvorbeugung

DAINU-VEGAN allein ist schon die beste Darmreinigung. Wenn man sich DAINU-VEGAN ernährt, braucht man keine extra Darmreinigung.

Jegliche Regeneration, Entgiftung und Heilung beginnt im Darm, das bedeutet, über die Ernährung. Genauso wie das Abnehmen. Diese Erkenntnis hat eine zentrale Bedeutung in der afrikanischen Medizin. Unser Darm ist von Bakterien, Archaeen und Eukaryoten besiedelt und die Nahrung hat einen großen Einfluss auf diese Besiedlung. Welche Bakterien in welcher Menge den Darm besiedeln hängt von unserem Alter und unserer Ernährung ab. Stimmt ihre Mischung nicht, dann werden unsere Abwehrkräfte geschwächt und die Folge ist, dass wir nicht mehr genügend Vitalstoffe aus der Nahrung aufnehmen und die Verdauung nicht mehr gut funktioniert. Dadurch wird der Darm zum Krankheitsherd. An der Darmflora kann man sogar erkennen, ob ein Kind gestillt wurde oder die Flasche bekam.

> **Um gesund zu sein und zu bleiben, sind eine gesunde Flora und Darmschleimhaut erforderlich.**

Ist der Darm nicht in Ordnung ist kaum Heilung durch Lebensmittel oder natürliche Heilmittel möglich, denn im Darm findet die Aufspaltung, Verarbeitung und Aufnahme von Nährstoffen statt und von dort aus werden sie dann im ganzen Körper verteilt.

Viele Krankheiten, wie Allergien, Rheuma, chronische Entzündungen, sogar wie Krebs, Diabetes, Kopfschmerzen, Müdigkeit, Akne, Migräne, Bauchschmerzen, Übergewicht, können schon allein mit einem gesunden Darm vermieden bzw. erfolgreich bekämpft werden.

Glücklicherweise geht eine Darmreinigung, -stabilisierung und -stärkung ganz einfach und man braucht dafür weder Arzt, Heilpraktiker oder sonstige Therapeuten.

Eine Darmreinigung ist wie ein Hausputz für den Körper. In Afrika findet die Darmreinigung schon im Baby-Alter statt. Regelmäßig werden Kinder entschlackt, um den Darm zu reinigen und ihn dann mit gezielten Lebensmitteln wieder neu aufzubauen, zu stärken und zu stabilisieren.

Um den Darm ganz einfach zu reinigen, ist die Entleerung auf natürliche Weise eine sehr gute Methode. Dafür reicht schon ein gutes pflanzliches Öl, das man sehr früh, gegen 5-6 Uhr morgens, trinkt, ohne vorher etwas anderes gegessen zu haben. Und dann fastet man ca. 6 bis 10 Stunden. Höchstens Wasser darf getrunken werden. Am besten nimmt man aber nichts zu sich. Nach einigen Stunden wird alles aus dem Darm und Magen abgeführt. Es ist so, als ob man Durchfall hätte. Das ist auch eine sehr gute Methode, um Würmer aus dem Darm zu entfernen. Sie kommen noch lebendig raus aus dem „Bauch".

Die Darmreinigung entfernt Parasiten, Pilze, Gifte und ermöglicht dann, dass die guten Bakterien entstehen, die für die Verdauung und Verarbeitung von Lebensmitteln und für den Transport von Nährstoffen und Vitaminen durch den ganzen Körper zuständig sind.

Öl-Fasten: Bei dieser Fastenvariante löst das Öl auch alte Schlacken. Das kann man alle 8 Wochen wiederholen. Ist der Darm schon sehr krank, sollte man nach dieser Öl-Kur dann die Kräuter-Tee-Kur machen und gleichzeitig die leckere Therapie-Sauce (siehe Kapitel 7.9 „Die therapeutische, magische Gesundheitssauce") zu den Mahlzeiten benutzen. Nicht einmal eine Woche dauert es und dann ist der Darm wieder saniert.

Man kann den Darm nur durch eine gute Ernährung, mit genügend Öl, gesundem Fleisch, viel frischen Kräutern und Gewürzen, basischen und vor allem bitteren Lebensmitteln und in normalen Maßen zu sich genommenen (nicht übertreiben) Obst gleichzeitig reinigen, stabilisieren, stärken und heilen:

☺ Öl: Palmöl, Olivenöl, Erdnussöl, Kokosöl

☺ Basische Lebensmittel: Kochbanane, Yams, Lauch, Kürbis (siehe auch Kapitel 7.1)

☺ Bittere Lebensmittel, am besten bittere Gemüse wie Rosenkohl, Brokkoli, Chicorée, Artischocken und Schwarzwurzeln, Grünkohl usw. (siehe auch Kapitel 7.2)

☺ Kräuter

Mit Kräutern (meist basisch) kann man seinen Darm sehr gut reinigen und gesund bekommen. In meiner Herkunftsheimat gibt es eine Sauce mit über 20 Gewürzen, die man so trinken kann oder mit Maisbrei zusammen isst. Diese Sauce (Nkui) wäscht den Bauch regelrecht und beseitigt Darmschleimhautentzündungen.

> Kräuter bekämpfen Krankheitserreger im Darm, Darminfektionen, Darmkrämpfe, Durchfall, stärken die Immunabwehr des Darms und regenerieren ihn, regen die Säurebildung an.

Es handelt sich zum Beispiel um

☺ Basilikum

☺ Enzian

☺ Oregano

☺ Anis

☺ Sellerie

☺ Kurkuma

☺ Kapuzinerkresse

☺ Bärlauch

☺ Dill

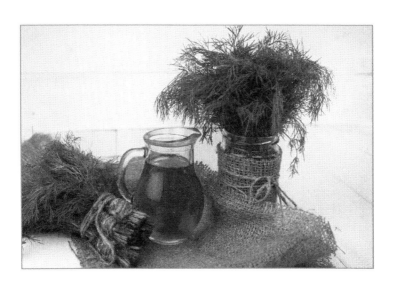

133

Ballaststoffe sind für den Darm sehr wichtig. Ballaststoffe reinigen nicht nur den Darm, sondern machen ihn gesund. Wenn du zu den Kräutern regelmäßig gute und gesunde Ballaststoffe isst, wird dein Darm gesund bleiben. Das ist auch der Grund, warum Menschen in Afrika selten Magen- oder Darmkrebs, Magenentzündungen und solch epidemische Mageninfektionen – wie ich sie hier in Europa kenne – haben.

Therapeutische Sauce: die Mischung aus 4 Wunder-Gewürzen, die leckerste Variante den Darm zu reinigen, zu sanieren und zu stärken – siehe Kapitel 7.9.

Vier Gewürze, die die Darmflora super reinigen und sie regenerieren:

☺ Ingwer

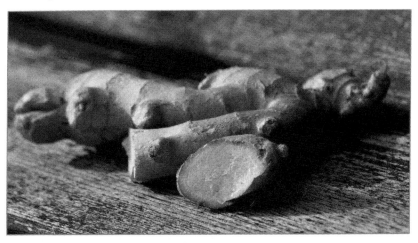

☺ Zwiebel

☺ Knoblauch

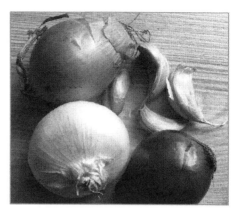

☺ Habanero Chilischoten, besonders die frischen, runden Schoten. Sie sind mal grün, mal gelb oder rot. Sie enthalten einen Wirkstoff namens Capsaicin. Dieser schützt den Magen viel besser als viele Medikamente. In Afrika wird Chili benutzt, um die kranke Darmflora zu behandeln und dies ganz einfach, indem man scharf kocht oder die Blätter der Pflanzen zu Tee macht und trinkt.

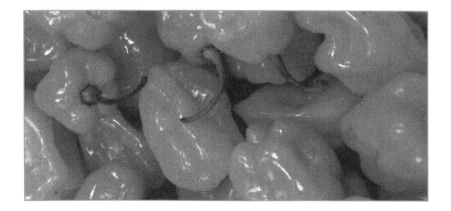

Würde man bei der Essenszubereitung öfter diese vier Lebensmittel benutzen, am besten zusammen, bräuchte man kaum noch etwas anderes tun, es würde völlig ausreichen.

Tee-Kuren: Tees aus Gewürzen, Kräutern und bitterem Gemüse

Zubereitung für alle Rezepte: Alle Zutaten frisch mit viel Wasser pürieren. Ca. 6 Stunden ziehen lassen und trinken. Den Rest der Kräuter weiter im Wasser lassen, damit sie noch mehr ziehen. Am nächsten Tag dann die Flüssigkeit in eine Flasche gießen und abwechselnd mit anderen Tees trinken. Jeden Tag immer ein Glas trinken, am besten morgens vor dem Frühstück. Es ist empfehlenswert, einen Löffel Öl beizumischen. Das hilft dem Körper, die Wirkstoffe noch besser aufzunehmen.

Bittere-Gemüse-Tee-Kur

Artischocke, frische Pfefferminze, Rosenkohl, Chicorée, Brokkoli.

Bittere-Kräuter-Tee-Kur

Du kannst alle oben aufgelisteten Kräuter nehmen, weitere wichtige Bitterstoffkräuter der heimischen Flora sind: Liebstöckel (auch als Maggikraut bekannt), Lorbeerblätter, Kerbel, Majoran, Rosmarin und Estragon.

Gewürz-Tee-Kur

Ingwer, Zwiebel, Knoblauch und Chili (ist besser, muss aber nicht sein) pürieren. Mit Wasser mischen und stundenlang ziehen lassen. Danach filtern, 3-4 Mal in der Woche ein Glas am Tag trinken. Das saniert den Darm vollständig.

Viele Gemüse aus den Tropen sind extrem wirksam für die Darmsanierung zum Beispiel Okra oder Moringa (mehr darüber in Kapitel 7.12.1 und 7.12.2). Okra ist eines der besten Gemüse für den Darm. Jeder Mensch sollte mindestens 2-mal im Monat genügend Okra essen und er wird merken, wie seine Verdauung sehr erleichtert wird.

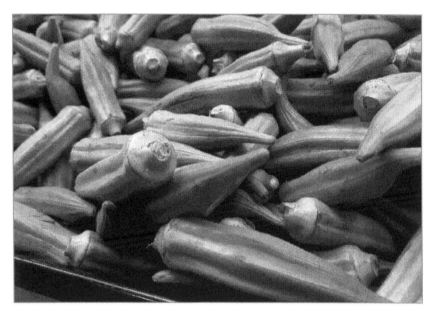

Mit Probiotika kann man dieses Ergebnis auch erfolgreich erreichen. Probiotische Milchsäurebakterien sind beispielsweise in Sauerkraut enthalten.

Erde: Einfach normale Erde (am besten rot-braune oder dunklere Erde) regelmäßig essen, das saniert den Darm und bekämpft viele Krankheiten.

Mehrmals im Monat Holzkohle zu Pulver reiben, mit Wasser mischen und etwas davon trinken. Am besten nimmt man direkt die Asche. Achtung, es sollte sich um gesundes Naturholz handeln, das vorher nicht chemisch präpariert wurde!

Weitere Beispiele therapeutischer Lebensmittel gegen Darmerkrankungen:

☺ Sauerkraut

☺ Bestimmte Obstsorten wie Äpfel (Braeburn), Heidelbeeren, Brombeeren, Grüne Mango, Banane, Papaya, Ananas, Guave – sie haben eine desinfizierende Wirkung. Bio Mangos mit Haut essen ist ein toller Darmreiniger und -sanierer zugleich. Unbedingt zu empfehlen! Willst du die Haut nicht essen, dann kannst du daraus Tee machen und ihn trinken.

☺ Vitamin C über Sanddornsaft

☺ natürliche „Antibiotika", wie kaltgeschleuderter Bienenhonig, lindern Entzündungen im Darm

☺ Tees wie Pfefferminze, Kamille, Ingwer

☺ Sehr wirksam: Tee mit Ingwer in vielen Variationen

☺ Afrikanische Kohlenhydrate (siehe Kapitel 7.8.1)

☺ Pflanzliche Öle (Olivenöl, Palmöl, Kokosöl) sind sehr wichtig bei der Wiederherstellung einer gesunden Darmflora

In meinem Buch „Heil dich selbst, sonst heilt dich keiner" (ISBN 978-3-946551-60-7) kannst du mehr darüber erfahren, wie man den Darm saniert.

PS: Mit Fasten kann man seine Darmflora ebenfalls bereinigen. Regelmäßige Fastentherapien wirken nach meiner eigenen Erfahrung meist besser als Medikamente.

6.2 DAINU-VEGAN entgiftet deine Leber und macht sie gesund

Durch das Reinigen der Leber steigt ihre Stoffwechselleistung an. Du verarbeitest Fett besser und schneller, du hast mehr Energie und bist aktiver. DAINU-VEGAN schafft das, ohne dass du noch etwas extra machen musst.

Einige Lebensmittel helfen, die Leber zu entgiften:

Knoblauch, Zwiebel, Ingwer, Chilischoten

Diese Gewürze, wenn regelmäßig bei den Gerichten mitgekocht oder als Tee mitgetrunken, entgiften die Leber und halten sie gesund.

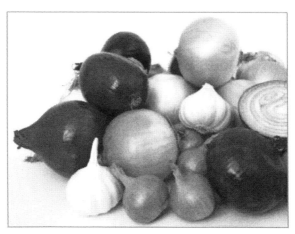

Vollkornprodukte und afrikanische Kohlenhydrate
Wegen der enthaltenen Ballaststoffe und weil sie den Fettstoffwechsel anregen.

Lebensmittel, die Vitamin B enthalten.

Kohlgemüse
Blumenkohl, Kohl, Brokkoli, Rosenkohl, Grünkohl, Kohlrabi etc. Sie sind sehr geeignet für die Entgiftung der Leber.

Äpfel
Sie enthalten viel Pektin und weitere chemische Stoffe, die dem Körper helfen, Giftstoffe im Verdauungstrakt zu eliminieren.

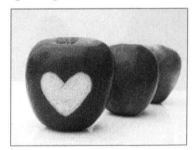

Nüsse und Hülsenfrüchte
Sie sind sehr nützliche Lebensmittel für die Entgiftung der Leber und helfen dem Körper, die unerwünschten Giftstoffe zu vertreiben.

Trauben
Rote Trauben aktivieren die Produktion der Gallenflüssigkeit und das Filtersystem der Leberfunktion.

Auberginen
Sie aktivieren die Funktion der Gallenblase.

Tropische Früchte
Wie Ananas, Papaya, Mangos. Sie reinigen die Leber und den Darm.

Grüner Tee, Ingwertee
Enthält viele Antioxidantien, die gut für die Leber sind.

Beeren

Erdbeeren, Himbeeren, Brombeeren und Heidelbeeren. Die Säuren und Gerbstoffe der Beeren helfen der Leber bei der Entgiftungsarbeit.

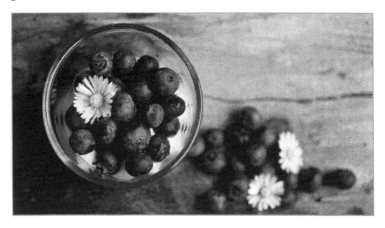

Öl

Hilft dem Körper und der Leber Gift auszuscheiden. Sehr gut geeignete Öle sind Palmöl, Olivenöl, Kokosöl.

Avocado

Schützt die Leber, wenn es im Körper eine toxische Überlastung gibt.

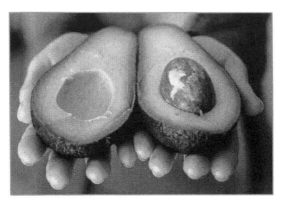

Grünes Gemüse

Hat eine leberschützende Funktion und ist außergewöhnlich, weil es Dank des Chlorophylls Giftstoffe aus dem Blut absorbieren kann.

Endiviensalat

Enthält eine Substanz mit bitterem Geschmack, die hilft, die Blase natürlich zu entleeren.

Lebensmittel, die reich an Flavonoiden und Beta-Carotin sind, wie Karotten zum Bei
spiel. Sie stimulieren die Leberfunktion.

Kurkuma

Hat antiseptische Eigenschaften und ist ein ausgezeichnetes Mittel, das die Entgiftungsprozesse der Leber unterstützt.

Vermeide den vermehrten Konsum von isolierten Kohlenhydraten, wie Zucker, von Salz und von Transfetten.

6.3 DAINU-VEGAN regt den Stoffwechsel an: Ein guter und gesunder Stoffwechsel durch DAINU-VEGAN

DAINU-VEGAN ist die beste Ernährungsart für einen guten Stoffwechsel.

Was in dich hineingeht wird verarbeitet und umgewandelt, ein Teil wird ausgeschieden und ein anderer Teil wird durch das Blut in den ganzen Körper transportiert und verteilt, damit alle Organe versorgt werden. Diesen Prozess nennt man den Stoffwechsel. Der Stoffwechsel bestimmt, wie Fett, Zucker usw. aufgenommen, umgewandelt und verbrannt werden. Nun siehst du, warum er für den Körper so wichtig ist.

> Ein guter und gesunder Stoffwechsel ist essenziell, damit du gesund bleibst. Durch Ernährung und Sport kannst du deinen Stoffwechsel am besten ankurbeln.

Einige Stoffe, die für die Anregung des Stoffwechsels sehr wichtig sind:

☺ L-Carnitin (besonders in Fleisch)

☺ Magnesium

☺ Vitamin D (durch die Sonne)

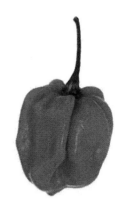

☺ Omega-3-Fettsäuren (ungesättigte Fettsäuren)

☺ Capsaicin (aus Chilischoten) gilt als anregender Stoff für den Stoffwechsel

☺ Das Coenzym Q10

Das Coenzym Q10 hat eine große Bedeutung für die Energiegewinnung in den Zellen. Es aktiviert das Immunsystem, stärkt das Herz, die Leber, die Nieren, die Nerven und Muskeln und steigert die Fettverbrennung.

Der Organismus kann Q10 auch selbst herstellen, aber nur, wenn genügend Folsäure und andere B-Vitamine vorhanden sind. Das Problem ist, dass durch die westliche Ernährungsart diese Stoffe im Körper Mangelware sind.

Q10 findet man in

☺ Fleisch (viel in Leber oder Niere)

☺ Fisch (Sardinen, Makrelen, Lachs usw.)

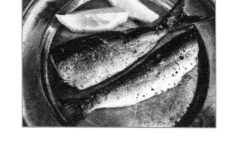

☺ Nüssen

☺ Hülsenfrüchten

☺ Sonnenblumenkernen

☺ Pflanzenölen

☺ Pflanzlichen Lebensmitteln (Kohl, Zwiebeln, Ingwer, Knoblauch, Spinat, Grünkohl, Kartoffeln, Rosenkohl, Brokkoli usw.)

Alle Lebensmittel, auch Getränke, die in diesem Buch aufgelistet sind, sind wichtig, denn sie regen automatisch deinen Stoffwechsel an. Wenn du diese regelmäßig zu dir nimmst und dich bewegst, wirst du kein Problem mit deinem Stoffwechsel haben. Meide Fertigprodukte und Fast Food, sowie gesüßte Getränke wie Limo und Cola.

6.4 DAINU-VEGAN entschlackt und Entschlacken macht gesund!

Eine Entschlackungskur befreit den Körper, das Blut und die Organe von Schlacken und Giften. Der Körper wir entsäuert. Sie hilft dem Körper Vitalstoffe besser aufzunehmen. Während der Entschlackungskur verlieren die meisten Menschen viele Kilos.

> **Der Hauptgrund warum Schlacken überhaupt entstehen, liegt in der falschen und schlechten Ernährung.**

Auch wenn man Lebensmittel nicht genug kaut können Schlacken entstehen. Weitere Faktoren sind Alkohol, Nikotin, Medikamente, Umweltgifte, chemische Stoffe (auch im Haushalt), Pollen, Schimmel, Hausstaub, aber auch psychische Faktoren wie Stress, Depressionen, Ängste sowie Bewegungsmangel können Schlacken verursachen. Die Schlackenstoffe lagern sich in Gewebe, Haut, Gefäßen, in den Organen (Leber, Nieren usw.) Gelenken, Darm und Darmschleimhaut an.

Eine Entschlackungsernährung sollte basisch sein, zu empfehlen ist/sind:

☺ viel Obst (besonders Ananas, Apfel, Papaya, Mango, Avocado, Beere)

☺ Bitterpflanzen (Mariendistel, Artischocke, Wermut usw.)

☺ bittere Kräuter-Tees

☺ Noni-Saft aus der traditionellen exotischen Heilfrucht „Noni", eine exotische Frucht, die auch unter dem Namen „indische Maulbeere" bekannt ist

☺ frische Säfte (wegen der Enzyme)

☺ Gemüse; es sollte leicht gedünstet werden. Rohes Gemüse sollte nur begrenzt gegessen werden, um Gärung, und somit Verdauungsstörungen, zu vermeiden

☺ afrikanische Kohlenhydrate

☺ Reis

☺ bedingt Nudeln (Vollkorn)

☺ leichte Suppen

☺ Gewürze wie Ingwer, Zwiebel, Knoblauch. Sie gehören zu den wichtigen Entschlackungslebensmitteln. Sie sollten auch bei den verschiedenen Obst-Smoothies nicht fehlen

☺ Vitaminarmes Wasser ist zu bevorzugen

DAINU-VEGAN schafft die Grundvoraussetzungen für eine Ernährungsart, die heilt

Lebensmittel, die zu vermeiden sind:

- ☹ Fleisch, Milch und Milchprodukte

- ☹ Süßes

- ☹ Alkohol

- ☹ Kaffee und schwarzer Tee

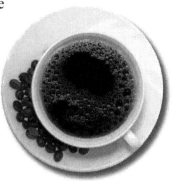

- ☹ Fertiggerichte

- ☹ Transfette

- ☹ kohlensäurehaltige Getränke, auch Wasser

- ☹ Wurstwaren sollten komplett vermieden werden

> **Sport und Bewegung sind sehr gut und fördern eine schnelle Entschlackung. Eine gute Entschlackungskur sollte mindestens eine Woche dauern!**

7.

Diese DAINU-VEGAN-Lebensmittel machen satt, gesund und wirken wie Tabletten

7.1 Vegane, basische Lebensmittel: Eine basische Ernährung ist die Basis für einen gesunden, ausgeglichenen und starken Körper und für die Beseitigung von Krankheiten

„Die basische Ernährung versorgt den Menschen mit leicht auf-nehmbaren basischen Mineralstoffen sowie mit allen Nähr- und Vitalstoffen, die der Körper benötigt, um in sein gesundes Gleichgewicht zu finden. Gleichzeitig verschont die basische Ernährung den Menschen mit all jenen sauren Stoffwechselrück-ständen, die bei der üblichen Ernährungsweise im Körper ent-stehen. Auf diese Weise wird der Säure-Basen-Haushalt harmo-nisiert, so dass in allen Körperbereichen wieder der richtige und gesunde pH-Wert entstehen kann. Das Ergebnis ist ein aktiver und gesunder Mensch voller Tatkraft und Lebensfreude."
http://www.zentrum-der-gesundheit.de/basische-ernaehrung-2.html#ixzz3NToymZj3

Eine basische Ernährung verhindert eine Übersäuerung des Kör-pers. Übersäuerung ist die Ursache von vielen chronischen Krankheiten und Beschwerden.

7.1.1 Tabellen basischer Lebensmittel und guter säurebildender Lebensmittel

7.1.1.1 Tabelle basenbildendes Obst

Äpfel	Mangos
Ananas	Mirabellen
Aprikosen	Nektarinen
Avocado	Oliven (grün, schwarz)
Bananen	Orangen
Birnen	Pampelmusen
Clementinen	Papayas
frische Datteln	Pfirsiche
Erdbeeren	Pflaumen
Feigen	Preiselbeeren
Grapefruits	Quitten
Heidelbeeren	Reineclauden
Himbeeren	Stachelbeeren
Honigmelonen	Sternfrüchte
Johannisbeeren (rot, weiß, schwarz)	Wassermelonen
Kirschen (sauer, süß)	Weintrauben (weiß, rot)
Kiwis	Zitronen
Limetten	Zwetschgen
Mandarinen	

7.1.1.2 Tabelle basische Kräuter und Salate

Basilikum	Lollo-Bionda-Salat
Bataviasalat	Majoran
Bohnenkraut	Meerrettich
Borretsch	Melde (spanischer Spinat)
Brennnessel	Melisse
Brunnenkresse	Muskatnuss
Chinakohl	Nelken
Chicorée	Oregano
Chilischoten	Petersilie
Dill	Pfeffer (weiß, rot, schwarz, grün)
Eichblattsalat	Pfefferminze
Eisbergsalat	Piment (Nelkenpfeffer)
Endivien	Portulak (Postelein)
Feldsalat	Radicchio
Fenchelsamen	Romanasalat
Friseesalat	Rosmarin
Gartenkresse	Rucola (Rauke)
Ingwer	Safran
Kapern	Salbei
Kardamom	Sauerampfer
Kerbel	Schnittlauch
Koriander	Schwarzkümmel
Kopfsalat	Sellerieblätter
Kreuzkümmel	Spinat, jung
Kümmel	Thymian
Kurkuma (Gelbwurz)	Vanille
Lattich	Ysop
Liebstöckel	Zimt
Löwenzahn	Zitronenmelisse
Lollo-Rosso-Salat	Zucchiniblüten

7.1.1.3 Tabelle basische Sprossen und Keime

Alfalfa-Sprossen	Linsen-Sprossen
Amaranth-Sprossen	Mungobohnen-Sprossen
Braunhirse-Sprossen	Broccoli-Sprossen
Bockshornklee-Sprossen	Rettich-Sprossen
Rucola-Sprossen	Adzukibohnen-Sprossen
Hirse-Sprossen	Senfsprossen
Koriander-Sprossen	Sonnenblumenkerne-Sprossen
Kresse	Weizenkeimlinge
Leinsamen-Sprossen	Gerstenkeimlinge

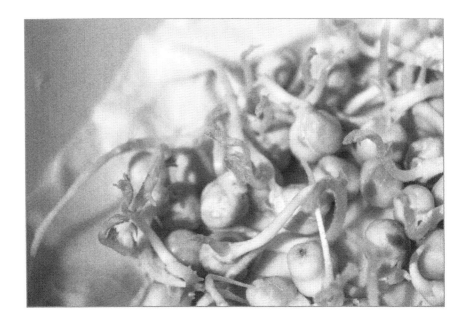

7.1.1.4   Tabelle basische Nüsse und Samen

Mandeln	Mandelmus
Erdmandeln	Maroni (Esskastanien)

Hinweis: Alle anderen Nüsse/Samen/Ölsaaten gehören zu den guten säurebildenden Lebensmitteln. Ihr Säurepotential kann durch Einweichen über Nacht, also kurzes Ankeimen noch weiter vermindert werden.

7.1.1.5   Tabelle basisches Eiweiß' und basische Nudeln

Lupinenmehl	Lupineneiweißtabletten
Basische Konjac-Nudeln	

154

7.1.1.6   Gute säurebildende Lebensmittel

☺ Nüsse (Walnüsse, Haselnüsse, Paranüsse, Pekannüsse, Macadamianüsse etc.)

☺ Ölsaaten (Leinsaat, Sesam, Hanfsaat, Sonnenblumenkerne, Kürbiskerne, Mohn etc. – lässt man die Saaten keimen, werden sie – je nach Keimdauer – basisch)

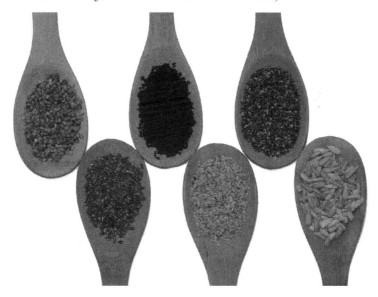

☺ Hülsenfrüchte (Kernbohnen, Linsen, Kichererbsen, getrocknete Erbsen etc.)

☺ Kakaopulver in hoher Qualität, am besten in Rohkostqualität sowie selbst gemachte Schokolade

☺ Hirse

☺ Mais (z. B. auch Polenta, Maisteigwaren) in kleinen Mengen

☺ Pseudogetreide (Quinoa, Amaranth, Buchweizen)

☺ Bio-Getreide, z. B. Dinkel, Kamut oder Gerste in kleinen Mengen – idealerweise als Keimbrot oder in Sprossenform (wenn keine Unverträglichkeiten oder Gesundheitsbeschwerden vorliegen)

☺ Getreideprodukte wie Bulgur und Couscous in kleinen Mengen, aber aus Dinkel, nicht aus Weizen

☺ In überschaubaren Mengen hochwertige tierische Produkte aus biologischer Landwirtschaft, z. B. Bio-Eier oder Fisch aus Bio-Aquakultur

☺ Hochwertiger Bio-Tofu und hochwertige fermentierte Sojaprodukte wie Miso und Tempeh

☺ Hochwertige pflanzliche Proteinpulver (wenn ein Proteindefizit besteht), wie Hanfprotein oder Reisprotein

Quelle:http://www.zentrum-der-gesundheit.de/saure-und-basische-lebensmittel.html#ixzz3KncqLST6

7.1.1.7 Tabelle der Nährwerte basischer Lebensmittel

Lebensmittel-Nährwerte (pro 100 g)	kcal	kJ	BE	KH (g)	Fett (g)	EW (g)
Adzukibohnensprossen	52	219	0	3	0,5	3
Alfalfasprossen (Luzerne, Schneckenklee, Ewiger Klee)	24	100	0	0,4	0,7	4
Altbier, Alt-Bier	49	208	0,5	3	0	0,5
Amaranthsprossen	31	128	0	2	0,6	4
Ananas	55	234	1	12,4	0,2	0,5
Anistee	9	38	0	0,9	0,4	0,4
Apfel	54	228	1	11,4	0,6	0,3
Apfelsaft, grüner Apfel	48	202	1	11,1	0	0,1
Apfelsaft, roter Apfel	46	193	1	10,3	0,3	0,3
Apfelsinen (Orangen)	42	179	1	8,3	0,2	1
Aprikosen, Marillen	43	183	1	8,5	0,1	0,9
Auberginen, Melanzani, Melanzane	17	73	0	2,7	0,2	1,2
Austernpilze	11	45	0	0	0,1	2,3
Avocados	221	909	0	0,4	23,5	1,9
Bananen (stark basisch wirkend)	88	374	2	20	0,2	1,2
Basilikum, frisch	46	194	0,5	7,5	0,7	2,4
Bataviasalat, roter Kopfsalat, Crisp-Salat	12	50	0	1,5	0,3	0,7

Lebensmittel-Nährwerte (pro 100 g)	kcal	kJ	BE	KH (g)	Fett (g)	EW (g)
Berliner Weiße mit Schuss (Waldmeister, Himbeer)	51	214	0,6	7	0	0,3
Birnen	55	233	1	12,4	0,3	0,5
Bleichsellerie, Staudensellerie, Stielsellerie, Stangensellerie	15	65	0	2,2	0,2	1,2
Blumenkohl, Karfiol, Korfiol (stark basisch wirkend)	22	95	0	2,3	0,3	2,5
Bockshornkleesprossen	25	1ß3	0	3,1	0,6	1,5
Bohnen, grün (grüne Bohnen, Gartenbohnen, Prinzessbohnen, Keniabohnen, Buschbohnen, Stangenbohnen, Welschbohnen, Bräckbohnen, Türkische Erbsen, Rickbohnen, Schneidebohnen, Schnittbohnen, Fäsölchen, Fisolen)	33	138	0,5	5,1	0,2	2,4
Bohnen, weiß, reif (stark basisch wirkend)	260	1102	3	40,1	1,6	21,3
Bohnenkraut, getrocknet	307	1260	4,5	54	6	7
Borretsch, getrocknet	189	776	1,5	17	6	14,8
Boviste (Stäublinge)	18	73	0	1	1	1
Brechbohnen, Schnippelbohnen, Schnibbelbohnen (stark basisch wirkend)	29	122	0,5	5,1	0,2	1,5
Brennnesseln	70	289	0,5	4,9	5,2	0,7
Brennnesseltee	3	13	0	0,5	0	0,1
Broccoli (Brokkoli)	26	111	0	2,5	0,2	3,3
Brunnenkresse	20	80	0	2,5	0,3	1,5
Buttermilch, natur	40	170	0,5	4	1	3,5

Lebensmittel-Nährwerte (pro 100 g)	kcal	kJ	BE	KH (g)	Fett (g)	EW (g)
Champignons (Egerlinge, Angerlinge)	16	67	0	0,6	0,3	2,7
Chicorée	17	70	0	2,3	0,2	1,3
Chili-Schoten, grün oder rot	19	81	0	2,9	0,3	1,2
Chinakohl	13	54	0	1,3	0,3	1,2
Chlorella-Alge, getrocknet (grüne Süßwasser-Algen)	428	1798	1,5	18	11	60
Clementinen, Klementinen	37	155	1	9	0,3	0,7
Dampfbier (obergärig, aber ähnlich Exportbier)	65	273	0,5	5	0	0,5
Datteln, frisch	56	235	1	12,9,0	0,1	0,5
Dill, frisch	51	216	0,5	6,6	0,9	3,8
Dill, getrocknet	373	1566	0,5	46,3	8,4	25
Eisbergsalat	13	55	0	1,9	0,3	0,7
Endivien, Frisée (basisch wirkend)	10	43	0	0,3	0,2	1,8
Erbsen, grün (stark basisch wirkend)	81	342	1	12,3	0,5	6,6
Erdbeeren	32	136	0,5	5,5	0,4	0,8
Espresso, schwarz	2	8	0	0,3	0	0,1
Feigen, frisch	61	260	1	12,9	0,5	1,3
Feigen, getrocknet (stark basisch wirkend)	250	1059	5	55	1,3	3,5
Feldsalat, Nüsschensalat, Ackersalat, Vogerlsalat, Mäuseöhrchensalat, Rapunzelsalat, Nüsslisalat, Nüsslersalat, Sonnenwirbel (stark basisch wirkend)	14	57	0	0,7	0,4	1,8
Fenchelsamen, getrocknet	376	1579	3,5	38	16	17

Lebensmittel-Nährwerte (pro 100 g)	kcal	kJ	BE	KH (g)	Fett (g)	EW (g)
Fencheltee	10	42	0	1	0,4	0,4
Frühlingszwiebeln	24	104	0	3	0,5	2
Gartensalat (Kopfsalat, Grüner Salat, Buttersalat, Butterkopfsalat, Häuptlesalat, Lattich, Schmalzsalat, stark basisch wirkend)	11	48	0	1,1	0,2	1,3
Gemeiner Riesenschirmling (Parasol)	14	58	0	0	0,5	2,2
Gomasio, Gomashio (Sesam-Salz)	541	2272	0	0,9	50,6	15,9
Grapefruits, Pampelmusen	38	161	0,5	7,4	0,1	0,6
Grapefruitsaft, Pampelmusensaft	47	197	1	10,1	0,1	0,5
Grüner Kardamom, getrocknet	254	1068	5,5	62	7	12
Grünkohl, Braunkohl, Federkohl	37	157	0	3	0,9	4,3
Gurken (Salatgurken, Schlangengurken, stark basisch wirkend)	12	50	0	1,8	0,1	0,6
Heidelbeeren, Blaubeeren, Schwarzbeeren, Bickbeeren, Waldbeeren, Wildbeeren, Mooßbeeren, Moosbeeren, Zeckbeeren	36	154	0,5	6,1	0,6	0,6
Himbeeren	34	143	0,5	4,8	0,3	1,3
Hokkaido-Kürbis, Butternuss-Kürbis, Butternut-Kürbis	64	270	1	12,6	0,6	1,7
Ingwer	69	290	1	12	1	2,5
Ingwertee	2	8	0	0,6	0,1	0,2
Johannisbeeren, rot und weiß (Träuble, Meertrübeli, Ribiseln)	33	139	0,5	4,8	0,2	1,1
Johannisbeeren, schwarz	39	168	0,5	6,1	0,2	1,3

Lebensmittel-Nährwerte (pro 100 g)	kcal	kJ	BE	KH (g)	Fett (g)	EW (g)
Kamillentee	3	13	0	0,5	0	0,1
Kapern (Konserve)	415	1756	4,5	52	20,2	6
Kartoffelbrei, fertig zubereitet (Stampfkartoffeln, Quetschkartoffeln, Kartoffelstampf, stark basisch wirkend)	74	312	1	12,2	1,9	2
Kartoffeln, roh (sehr stark basisch wirkend)	70	298	1,5	14,8	0,1	2
Keimsprossen (Durchschnittswerte für Braunhirsesprossen, Gerstensprossen, Koriandersamensprossen, Leinsamensprossen, Rettichsprossen usw.)	26	108	0	2,8	0,4	2,5
Kerbel, frisch	51	208	0,5	6,5	0,5	4,5
Kirsche, sauer (Sauerkirschen)	53	225	1	9,9	0,5	0,9
Kirsche, süß (Süßkirschen, Herzkirschen)	62	265	1	13,2	0,3	0,9
Kiwi	51	215	1	9,1	0,6	1
Knollensellerie (stark basisch wirkend)	18	77	0	2,3	0,3	1,6
Kohlrabi, Oberrübe, Rübkohl, Kohlraben	24	102	0	3,7	0,1	1,9
Kölsch-Bier 4,9 Vol.%	56	235	0,5	4	0	0,5
Koriander, getrocknet	327	1371	2,5	26	18	12,5
Kresse, Brunnenkresse, Gartenkresse, frisch	33	139	0	2,4	0,7	4,2
Kreuzkümmelsamen, getrocknet	430	1764	3	35	22,5	18
Kümmelsamen	375	1576	3	37	15	20
Kümmeltee	10	42	0	0,9	0,4	0,5
Kürbis	24	101	0,5	4,6	0,1	1,1

Lebensmittel-Nährwerte (pro 100 g)	kcal	kJ	BE	KH (g)	Fett (g)	EW (g)
Kürbiskerne, schalenlos gewachsen bzw. geschält	560	2369	1,5	14,2	45,6	24,3
Kurkuma, Kurkume, Curcuma, gelber Ingwer, Safranwurzel, Gelbwurzel, getrocknet (farbgebend bei Curry)	366	1536	5	58,5	10	7,8
Lauch	24	103	0	3,2	0,3	2,2
Liebstöckel, Liebstöckl, frisch	51	210	0,5	6	1	4
Limonen, Limetten	31	130	0	1,9	2,4	0,5
Lindenblütentee	3	13	0	0,5	0	0,1
Löwenzahnblätter (stark basisch wirkend)	60	245	1	9,6	1,1	2,5
Majoran, getrocknet	292	1226	3,5	42	7	12,5
Mandarinen (stark basisch wirkend)	46	195	1	10,1	0,3	0,7
Mandelmus, Mandelnussmus	648	2720	1	9,5	56,5	19,8
Mandeln, süß, ohne Schale	599	2507	0,5	3,7	54,1	18,7
Mango	57	243	1	12,5	0,5	0,6
Mangold, Blattmangold, Schnittmangold, Rippenmangold, Stielmangold, Krautstiel, Rübstiel	14	59	0	0,7	0,3	2,1
Meerrettich, Kren, frisch gerieben	67	281	1	12,2	0,5	2,9
Melde, Gartenmelde (spanischer Spinat)	24	99	0	2,9	0,3	2,1
Mini-Paprika, Snack-Paprika (Paprikaschoten, Paprika-Schoten)	37	154	0,5	6,4	0,5	1,4
Mirabellen	63	269	1,5	14	0,2	0,7
Mohnsamen	477	1976	0,5	4,2	42,2	20,2

Lebensmittel-Nährwerte (pro 100 g)	kcal	kJ	BE	KH (g)	Fett (g)	EW (g)
Möhren (Karotten, Mohrrüben, gelbe Rüben, Rübli, Rüebli, Fingermöhren)	25	108	0,5	4,8	0,2	1
Molke, sauer (Käsewasser, Schotte, Sirte, Zieger, Waddike, Whey, Milch-Serum)	21	89	0,5	4,2	0,2	0,6
Molke, süß (Käsewasser, Schotte, Sirte, Zieger, Waddike, Whey, Milch-Serum)	25	106	0,5	4,7	0,2	0,8
Morcheln (eingeweicht)	10	40	0	0	0,3	1,7
Muh-Err-Pilze, Judasohren, Holunderschwamm, Wolkenohrenpilze (eingeweicht)	10	40	0	0	0,3	1,7
Mungobohnensprossen, Mungobohnenkeimlinge, Mungbohnensprossen, Jerusalembohnensprossen, Lunjabohnensprossen, Mung Dal Sprossen, MungDaal Sprossen	24	99	0,5	2	0,2	3,2
Muskatnuss, getrocknet	548	2303	4	45	36,5	5,8
Nektarinen	42	180	1	9	0,1	1,4
Ofenkartoffeln (stark basisch wirkend)	111	467	1,5	16	4	2
Okrafrüchte, "Okraschoten", frisch	19	81	0	2,2	0,2	2
Oliven, grün, mariniert	138	569	0	1,8	13,9	1,4
Oliven, schwarz, mariniert	135	555	0	1,5	13,8	1,1
Orangensaft (O-Saft)	44	185	1	9	0,2	0,7
Oregano, Dorst, echter Dost, wilder Thymian, getrocknet	349	1465	4	50	10,5	11
Papaya	12	53	0	2,4	0,1	0,5

Lebensmittel-Nährwerte (pro 100 g)	kcal	kJ	BE	KH (g)	Fett (g)	EW (g)
Paprika, gelb (Paprikaschoten, Paprika-Schoten)	28	117	0,5	4,9	0,3	1,2
Paprika, grün (Paprikaschoten, Paprika-Schoten)	20	86	0	2,9	0,3	1,2
Paprika, rot (Paprikaschoten, Paprika-Schoten)	33	141	0,5	6,4	0,4	1
Pastinak, Pastinaken (roh)	58	245	1	12	0,2	0,7
Pellkartoffeln, gekocht, Stampfkartoffeln (stark basisch wirkend)	70	298	1,5	14,8	0,1	2
Petersilie (Blätter), frisch	50	214	0,5	7,4	0,4	4,4
Petersilie (Wurzel), frisch	41	174	0,5	6	0,5	2,9
Pfeffer, schwarz, getrocknet (schwarzer Pfeffer)	278	1166	4,5	51,9	3,3	11
Pfeffer, weiß, getrocknet (weißer Pfeffer)	278	1166	4,5	51,9	3,3	11
Pfefferminze (frisch)	44	185	0,5	5,5	0,5	4
Pfefferminztee	3	13	0	0,5	0	0,1
Pfefferschoten, Peperoni	20	83	0	0,7	0,6	2,9
Pfifferlinge (Eierpilze, Eierschwammerln, Rehlinge)	11	47	0	0,2	0,5	1,5
Pfifferlinge, getrocknet (Eierpilze, Eierschwammerln, Rehlinge)	93	391	0	1,8	2,2	16,5
Pfirsiche	41	176	1	8,9	0,1	0,8
Pflaumen	48	205	1	10,2	0,2	0,6
Piment, getrocknet (Nelkenpfeffer)	314	1318	4	50	9	6
Porree	24	103	0	3,2	0,3	2,2

Lebensmittel-Nährwerte (pro 100 g)	kcal	kJ	BE	KH (g)	Fett (g)	EW (g)
Portulak, gewöhnliches Tellerkraut, Kuba-Spinat, Winterportulak, Postelein	29	119	0,5	4,5	0,4	1,6
Preiselbeeren (Moosbeeren)	35	148	0,5	6,2	0,5	0,3
Quitten, Apfelquitten, Birnenquitten	39	165	0,5	6,9	1	0,4
Radicchio (Lollorosso, Lollo rossa, roter Lollo), Radicchio-Treviso	13	53	0	1,5	0,2	1,2
Radieschen	14	58	0	2,2	0,1	1
Reineclaude, Reneclode, Reneclaude, Reneklode, Ringlotte, Ringlo	45	187	1	10,2	0,2	0,2
Rettich (stark basisch wirkend)	13	57	0	1,9	0,2	1
Romanasalat, Römersalat, Römischer Salat, Lattuga, Kochsalat, Bindesalat, Lattich, Fleischkraut, Zuckerhut, Herbstzichorie, Herbstchicorée	16	67	0	1,8	0,2	1,6
Romanesco -Blumenkohlart	30	127	0	4,5	0,5	1,7
Rosinen (stark basisch wirkend)	277	1178	6	63,9	0,6	2,5
Rosmarin, frisch	60	252	1	10	2	0
Rote Rüben (Rote Beeten, Rote Beten, Randen, Rahnen, Rohnen stark basisch wirkend)	41	175	0	8,6	0,1	1,5
Rotkohl, Rotkraut, Blaukraut	22	92	0	3,5	0,2	1,5
Rucola, Eichblattsalat, Rauke	11	48	0	1,1	0,2	1,3
Safran (Crocussativus), getrocknet	356	1496	5	61,5	6	11,5
Salbei-Gewürz, getrocknet	334	1403	3,5	43	12	11
Salbei, frisch	87	365	1	12	3,2	1,9

Lebensmittel-Nährwerte (pro 100 g)	kcal	kJ	BE	KH (g)	Fett (g)	EW (g)
Salbeitee	9	38	0	0,9	0,4	0,4
Salzkartoffeln, gekocht (stark basisch wirkend)	70	298	1,5	15,4	0,1	1,8
Sauerampfer (stark basisch wirkend)	22	92	0	2	0,4	2,4
Schalotten (Edelzwiebeln, Lauchzwiebeln, Frühlingszwiebeln)	77	325	1,5	16,1	0,1	2,5
Schnittlauch, frisch	27	114	0	1,6	0,7	3,6
Schwarzwurzeln	16	66	0	1,6	0,4	1,4
Seetang (Seealgen, Meeresalgen)	54	228	1	12	0,5	1,8
Seetang, getrocknet (Seealgen, Meeresalgen)	278	1166	5	55	2	8
Sesampaste (Tahina, Tahini Sesampüree, Sesammus)	638	2680	0	1	60	18,1
Sesamsamen	598	2472	0	1	58	18,2
Shitake, Shijtake, Shiitake, getrocknet	336	1411	4,5	53	3,5	20,5
Sojabohnen, reif (Soyabohnen)	323	1350	0,5	6,3	18,1	33,7
Sojaflocken (Soja-Flocken, Soyaflocken)	360	1512	0,5	4	20	37,5
Sojakleie	129	541	0,5	7	4	15
Sojamehl, Vollfett (Soyamehl)	347	1449	0	3,1	20,6	37,3
Sojamilch (Soyamilch)	36	151	0	0,7	1,9	3,6
Sojasahne (Soyasahne)	184	773	0	2	18	2
Sojasprossen (Soyasprossen)	50	211	0,5	4,7	1	5,5
Spargel (stark basisch wirkend)	18	77	0	2,2	0,2	1,9

Lebensmittel-Nährwerte (pro 100 g)	kcal	kJ	BE	KH (g)	Fett (g)	EW (g)
Spinat, Blattspinat (stark basisch wirkend)	15	64	0	0,6	0,3	2,5
Spirulina, getrocknet (Algen in alkalischen Binnengewässern, antiviral gegen Epstein-Barr-Virus)	376	1579	0	3	12	60
Spitzkohl (Zuckerhut)	23	97	0	2,7	0,4	2
Stachelbeeren	37	158	0,5	7,1	0,2	0,8
Steinpilze (Fichtensteinpilz, Bronzeröhrling bzw. Schwarzhütiger Steinpilz, Sommersteinpilz, Kiefernsteinpilz, Herrenpilze)	20	85	0	0,5	0,4	3,6
Steinpilze, getrocknet (Fichtensteinpilz, Bronzeröhrling bzw. Schwarzhütiger Steinpilz, Sommersteinpilz, Kiefernsteinpilz, Herrenpilze)	124	523	0,5	4,1	3,2	19,7
Sternfrucht, Carambole, Karambole (oxalsäurehaltig)	44	185	1	9,5	0,3	0,5
Stielmus, roh, Rübstielmus	28	116	0	2,8	0,6	2,5
Süßkartoffeln, Batate, Weiße Kartoffeln, Knollenwinde, süße Kartoffeln	111	467	2	24,1	0,6	1,6
Tee, grün, ohne Zucker (Grüner Tee, Grüntee)	0	2	0	0,1	0	0
Tee, Kräutertee	3	13	0	0,5	0	0,1
Tee, Mate grün /geröstet	0	2	0	0	0	0,1
Tee, weiß, ohne Zucker (Weißer Tee, Weißtee)	0	2	0	0,1	0	0
Thymian, getrocknet	292	1227	4	45	7,5	9
Thymiantee	3	13	0	0,5	0	0,1

Lebensmittel-Nährwerte (pro 100 g)	kcal	kJ	BE	KH (g)	Fett (g)	EW (g)
Tomaten, Paradeisa, Paradeiser passiert (stark basisch wirkend)	19	79	0	2,7	0,2	1,2
Tomatensaft	17	71	0	2,9	0,1	0,8
Trüffeln, Trüffelpilze	40	167	0	3	1	4,3
Vanilleschoten (Orchideenart), getrocknet	278	1166	5	56,1	3,3	4
Wakame (Seaweed, Braunalgen z. B. für Miso) Achtung: etwa 15 mg Jod pro 100 Gramm!	55	229	1	9	1	2
Wassermelonen	37	159	1	8,3	0,2	0,6
Weintrauben, rot (Weinbeeren)	74	312	1,5	17	0,3	0,7
Weintrauben, weiß (Weinbeeren)	67	286	1,5	16,1	0,3	0,7
Weiße Rüben, weiße Rübchen, Mairübchen, Mairüben, Nevetten, Navets	24	103	0	4,6	0,2	1
Weißkohl, Weißkraut, Kappes, Kaps, Kabis	25	104	0	4,1	0,2	1,4
Weizenbier (Weiße, Weißbier, Hefeweizenbier, Hefeweißbier)	52	222	0,5	3	0	0,3
Weizenbier alkoholfrei (Weiße, Weißbier, Hefeweizenbier, Hefeweißbier)	24	101	0,5	5,4	0	0,4
Wirsingkohl, Wirsching (stark basisch wirkend)	25	107	0	2,4	0,4	3
Ysopblätter (Bienenkraut, Duftisoppe, Eisenkraut, Eisop, Esope, Essigkraut, Gewürzysop, Heisop, Hisopo, Hizopf, Ibsche, Isop, Ispen. Josefskraut)	30	126	0	2,9	0,6	3
Zimtstangen, Zimtpulver	283	1189	5	57	3,5	4
Zitronen	35	151	0,5	3,2	0,6	0,7

Lebensmittel-Nährwerte (pro 100 g)	kcal	kJ	BE	KH (g)	Fett (g)	EW (g)
Zitronenmelisse, frisch	50	205	0,5	5,5	1	4,2
Zitronensaft	26	109	0	2,4	0,1	0,4
Zucchini, Zucchetti, Zuchine; Zucchine (Kürbis-Art)	18	76	0	2	0,4	1,6
Zuckermelonen, Honigmelonen	54	230	1	12,4	0,1	0,9
Zwetschgen, Zwetschen, Zwetschken, Quetschen	40	168	1	8,9	0,1	0,6
Zwiebeln, rote Zwiebeln (stark basisch wirkend)	28	117	0	4,9	0,3	1,3

Legende:
kcal = Kilokalorien
kJ = Kilo-Joule
BE = Brot-Einheiten (gerundet)
KH (g) = enthaltene Kohlenhydrate in Gramm
Fett (g) = enthaltenes Fett in Gramm
EW (g) = enthaltene Eiweiße/Proteine in Gramm.
1g Fett = 9,3 kcal
1g EW = 4,2 kcal
1g KH = 4,1 kcal
1g Alkohol = 7,0 kcal
1g org. Säure = 3,0 kcal

Quelle: http://www.lebensmittel-tabelle.de/basische-lebensmittel.html

7.2 Bittere Lebensmittel und Stoffe sind gut für unsere Gesundheit, bitter macht fit und schlank

Bitter macht gesund und schlank, sagte meine Mutter jedes Mal, wenn wir ein kamerunisches Gericht, genannt „Dolet" aßen. Dieses Gericht wird mit bitterem Gemüse zubereitet. Auch die Säfte dieses Gemüses tranken wir, um den „Bauch zu reinigen", wie man gewöhnlich sagte. In der Erkältungszeit riet man uns, Lebensmittel mit Bitterstoffen zu essen, sie würden das Immunsystem stärken.

Trink und iss bitter nicht nur für die Figur, sondern auch für die Gesundheit.

Die ursprüngliche Ernährung des Menschen war nicht süß und salzig. Sie umfasste eine Vielzahl bitterstoffhaltiger Lebensmittel: Gewürze, Gemüse (Wurzeln und Blattgemüse) und Wildpflanzen.

Als ich meine Lehre in Kamerun über die Natur und ihre zahlreichen Möglichkeiten, den Menschen zu helfen absolvierte, sagte man mir, dass Stoffe, die für den Körper sehr wichtig sind, sowie Giftstoffe nur dann gut aufgenommen, bzw. ausgeschieden werden können, wenn unsere Verdauung einwandfrei funktioniert. Erst wenn die Verdauung optimal funktioniert, kann auch das Abnehmen nachhaltig erfolgreich und gesund sein. Bittere Lebensmittel helfen einer guten Verdauung.

Bittere Lebensmittel, wie z.B. Chicorée, regen durch die enthaltenen Bitterstoffe den Stoffwechsel an und fördern die Verdauung. *„Er [Chicorée] regt die Bildung von Magensaft und Pankreassaft an und so die Verwertung von Lebensmitteln"*, sagt ein Wissenschaftler und bestätigt damit die seit Jahrtausenden vorhandenen Ur-Erkenntnisse aus Afrika.

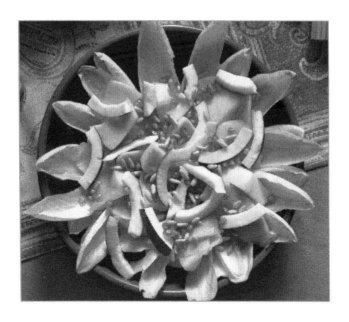

Bitterstoffe helfen bei der Entsäuerung und Entschlackung des Körpers.

Durch bittere Stoffe und Lebensmittel verringern sich die Heiß-hungerattacken. Außerdem hat man schneller ein Sättigungsge-fühl und isst weniger.

> Da bittere Lebensmittel die Lust auf süßes und ungesundes Essen reduzieren und selbst wenige Kalorien haben, tragen sie dazu bei, dass der Körper weniger Fett ansammelt und man daher Gewicht verliert.

Folgende Gemüse und Kräuter enthalten große Mengen an Bitterstoffen:

☺ Artischocken

☺ Baldrian (Katzenkraut)

☺ Beifuß (auch Gänse-kraut, Wilder Wermut)

☺ Brokkoli

☺ Chicorée

☺ Eisbergsalat

☺ Endivien

☺ Grapefruit

☺ Hopfen (Wilder Hopfen)

☺ Ingwer

☺ Kakao (pur ohne Zucker)

☺ Kohlrabi

☺ Kolanuss

☺ Koriander

☺ Kümmel

☺ Kurkuma

☺ Löwenzahn

☺ Majoran

☺ Okra

☺ Oliven

☺ Pfefferminze

☺ Radicchio

☺ Rosenkohl

☺ Rucola

☺ Zimt

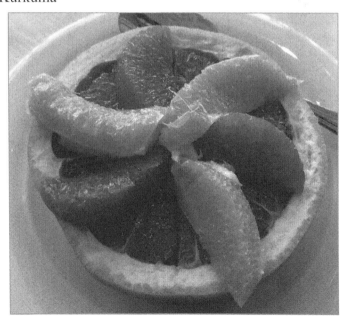

Mit diesen Lebensmitteln kann man tolle Gerichte und Getränke zubereiten!

7.3 Vegane, vitaminreiche Lebensmittel: Tabelle wichtiger Vitamine mit ihren Funktionen und eine Liste mit Lebensmitteln, in denen sie zu finden sind

Aufgrund ihrer Funktion bei Stoffwechselprozessen sind Vitamine wahre Fettverbrenner und helfen so beim Gesundbleiben und Abnehmen. Sie kurbeln den Stoffwechsel an und beschleunigen die Fettverbrennung. Sie helfen auch beim Muskelaufbau und bekämpfen Oxidationen im Körper. Vor allem frisches Obst und Gemüse enthalten viele Vitamine und einige von ihnen sind echte Gesundheits-Wundermittel und Schlankmacher.

Menschen, die viele vitaminhaltige Lebensmittel wie Obst essen, sind gesünder und nehmen schneller und nachhaltiger ab. Besonders Vitamin C, Vitamine der B-Gruppe (auch viel in Fisch) und Vitamin D sollen nach zahlreichen Studien die Gesundheit sehr unterstützen.

Ich habe nicht alle Lebensmittel hier aufgenommen, damit die Liste noch übersichtlich bleibt. Viele der Lebensmittel kann man einfach auf dem hiesigen Markt finden. Es gibt exotische Lebensmittel, wie Moringa oder Okra, die sehr viele verschiedene

Vitamine enthalten. Mehr darüber in Kapitel 7.12.

Vitamine werden in zwei Gruppen unterteilt:

Fettlösliche Vitamine: A, D, E, K

Wasserlösliche Vitamine: B-Gruppe und C

(*** Mit Hilfe von Jumk.de)

Name	Hauptvor-kommen	Wirksamkeit	Mangel
Vitamin A (Retinol) **Pro Vitamin A Beta Carotin**	**Moringa, Okra, Kochbanane, Karotten, Maniokblätter Mango, Karotten, Mangold,** gelb-oranges und grünes Obst und Gemüse: Aprikosen, (auch getrocknet) Spinat, Melone, Kürbis Petersilie, Grünkohl, **Süßkartoffel,** Kräuter wie Basilikum, Yams, Habanero-Schoten	Normales Wachstum, Funktion und Schutz von Haut, Augen, Zähnen, Schleimhaut und vor Infektionen Vorstufe von Vit. A Antioxidantien machen freie Radikale unschädlich, unterstützen das Immunsystem.	Wachstums-störungen, Wachstums-stillstand, Nachtblind-heit beschleunigter Alterungs-prozess, trockene und schuppige Haut, trockene Augen, Zahnkaries

175

Name	Hauptvor-kommen	Wirksamkeit	Mangel
Folsäure (auch bei Vitamin B9 schauen)	Moringa, Okra, Manioka, Maniokblätter, Grünkohl, Rosenkohl, Spinat und andere grüne Blattgemüse und Salate, Aprikosen, Bohnen, Möhren, Avocados, Melone, Sauerkirschen, Erdbeeren, Weintrauben, Apfelsinen, Vollkorn-produkte, Kräuter	Unverzichtbar für Wachstum und Zellteilung, insbesondere für die Bildung der roten Blutkörperchen. Besonders wichtig für Frauen im fruchtbaren Alter. Fördert die Entwicklung des Nervensystems beim ungeborenen Kind	Erhöhtes Krebsrisiko, Müdigkeit, Verdauungs-probleme, Nervosität, schlechtes Gedächtnis, Schlaflosigkeit, Verwirrung, Fehlgeburten, Atemnot

Name	Hauptvor-kommen	Wirksamkeit	Mangel
Vitamin B1 (Thiamin)	Moringa, Okra, Mango, Weizenkeime, Vollkorngetreide, Erbsen, Kartoffeln, Sojabohnen, Mandeln, Hefe, Hafer-flocken, Naturreis, Pflaumen, Hülsenfrüchte Salat, Nüsse, Tomaten, Kräuter	Wichtig für das Nervensystem, bei Leistungsschwäche, Schwangerschaft, Mückenschutz (hochdosiert), Gewinnung von Energie im Körper, beeinflusst Kohlenhydrat-stoffwechsel, wichtig für Schilddrüsen-funktion	Schwere Muskel- und Nerven-störungen, Müdigkeit, Verdauungs-störungen, Wassersucht, Herzschwäche, Krämpfe, Lähmungen, Kribbeln in Arm & Bein
Vitamin B2 (Riboflavin)	Vollkorn-getreide, grünes Blatt-gemüse	Wichtig für Körperwachstum, Verwertung von Fetten, Eiweiß und Kohlenhydraten, gut für Haut, Augen und Nägel, wichtiger Energiebringer, Sauerstofftransport	(selten) Hautent-zündungen, spröde Fingernägel, Blutarmut, Hornhaut-trübung

Name	Hauptvorkommen	Wirksamkeit	Mangel
Vitamin B3 (**Niacin,** Nicotinsäure)	Moringa, Okra, Bierhefe, Erdnüsse und Nüsse generell, Erbsen, Früchte, Hülsenfrüchte, Gemüse, Pilze, Kräuter, besonders in getrockneten Kräutern, getrocknetes Obst und Früchte	Auf- und Abbau von Fett, Eiweiß und Kohlenhydraten, guter Schlaf	Haut- und Schleimhautentzündungen, Kopfschmerzen, Zittern, Schlafstörungen, Schwindel, Depression, Kribbeln und Taubheitsgefühl in den Gliedmaßen
Vitamin B5 (**Pantothensäure**)	Leber, Gemüse, Weizenkeime, Spargel, Sonnenblumenkerne, Pumpernickel, Hülsenfrüchte, Samen	Gegen Ergrauen, Haarausfall, Haar- und Schleimhauterkrankungen, wird benötigt zum Abbau von Fett, Eiweißen und Kohlenhydraten	Nervenfunktionsstörungen schlechte Wundheilung, frühes Ergrauen, geschwächtes Immunsystem

Name	Hauptvor-kommen	Wirksamkeit	Mangel
Vitamin B6 (Pyridoxin)	Moringa, Okra, Kochbanane, Bananen, Nüsse, Vollkornpro-dukte, Hefe, Kartoffeln, grüne Bohnen, Blumenkohl, Avocado, Kräuter, besonders getrocknete, Samen, getrocknetes Obst, Hülsenfrüchte	Hilft bei Reisekrankheit, Nervenschmerzen, Leberschäden, Prämenstruellem Syndrom, Eiweiß-verdauung, zusammen mit Folsäure wichtigstes Schwangerschafts-hormon, Entgiftung	(eher selten) Darm-beschwerden, schlechte Haut, Müdigkeit, spröde Mundwinkel
Vitamin B7 (**Biotin**, Vitamin H)	Blumenkohl, Pilze, Vollkornpro-dukte, Avocado, Spinat	Hauterkrankungen, Haarwuchsschäden, Leberschäden, unterstützt Stoff-wechselvorgänge, wird zusammen mit Vitamin K zum Aufbau der Blutgerinnungs-faktoren benötigt, unterstützt Kohlen-hydrat- und Fettsäurestoff-wechsel für Haut und Schleimhäute	Erschöpfungs-zustände, Hautentzünd-ungen, Muskel-schmerzen, Haarausfall, Übelkeit, Depression

Name	Hauptvor-kommen	Wirksamkeit	Mangel
Vitamin B9 (auch Folsäure siehe oben)	Weizenkeime, Kürbis, Pilze, Spinat, Avocado Hülsenfrüchte, Samen, Nüsse	Leberschäden, Zellteilung, Heilung und Wachstum der Muskeln und Zellen, Eiweißstoffwechsel, Gewebeaufbau	Blutarmut, Verdauungs-störungen, Störungen des Haar-, Knochen- und Knorpel-wachstums
Vitamin B12 (Cobalamin)	Getrocknete Shiitake-Pilze, weiße Zucht-Champignons, Pfifferlinge, Chlorella-Süßwasseralgen, Sanddorn, Sauerkraut	Aufbau Zellkernsubstanz, Bildung von roten Blutkörperchen, Nervenschmerzen, Haut- und Schleimhaut-erkrankungen, Leberschäden	Blutarmut, Nerven-störungen, nervöse Stör-ungen, Ver-änderung an Lunge und Rückenmark
Vitamin C (Ascorbin-säure)	Hagebutten, Sanddorn, Zitrusfrüchte, Mango, Kiwi, Papaya, Kohl, Johannis-beeren, Habanero Chili, Kartoffeln, Paprika, Spinat, Tomaten, Rettich, Gemüse, Kräuter, bes. getrocknete, getrocknetes	Entzündungs- und blutungshemmend, fördert Abwehrkräfte, schützt Zellen vor chemischer Zer-störung, aktiviert Enzyme, Aufbau von Bindegewebe, Knochen und Zahnschmelz, schnellere Wundheilung, stabilisiert die Psyche	Zahnfleisch-bluten, Müdigkeit, Gelenk- und Kopf-schmerzen, schlechte Wundheilung, Appetitmangel Skorbut, Leistungs-schwäche

Name	Hauptvor-kommen	Wirksamkeit	Mangel
	Obst		
Vitamin D (Calciferol)	Pilze, weiße Zucht-Champignons, Avocado und die Sonne, die täglich benötigte Menge von 5µg kann im Sommer in einer halben Stunde gebildet werden	Regelt Calcium- und Phosphathaushalt, Knochenaufbau, fördert Calcium-aufnahme	Knochenver-krümmung &-erweichung, Osteomalazie, erhöhte Infektanfällig-keit, Muskel-schwäche
Vitamin E (Toco-pherole)	Sonnen-blumenkerne, Mais-, Soja- und Weizen-keimöl, Mais, Nüsse, Hülsenfrüchte, Leinsamen, Schwarzwurzel, Peperoni, Kohl, Avocado, Palmöl (große Menge)	Stärkung des Immunsystems, entzündungs-hemmend, Zeller-neuerung, Schutz vor Radikalen, reguliert Cholesterinwerte & Hormonhaushalt, wichtig für Blutgefäße, Muskeln & Fortpflanzungs-organe	(selten) Seh-schwäche, Müdigkeit, Muskel-schwund, Unlust, Fort-pflanzungs-schwierigkeiten

Name	Hauptvor-kommen	Wirksamkeit	Mangel
Vitamin K (Phyllo-chinone)	Moringa, Okra, Kresse, Grünkohl, Kiwi, grünes Gemüse, Zwiebeln, Haferflocken, Tomaten, Palmöl, Erdbeeren, Kartoffeln	Erforderlich für Bildung der Blutgerinnungs-faktoren	Hohe Dosen von Vitamin A & E wirken Vitamin K entgegen

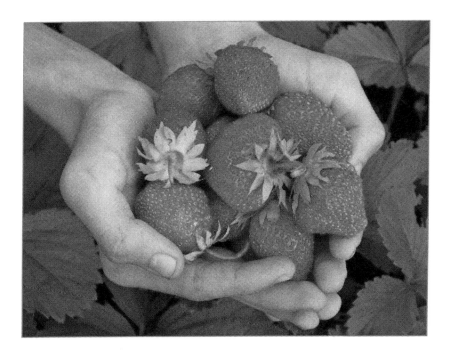

7.4 Vegane, mineralstoffreiche Lebensmittel: Tabelle wichtiger Mineralien und Spurenelemente und in welchen natürlichen Lebensmitteln sie enthalten sind

Der menschliche Körper kann ohne Mineralstoffe nicht gesund sein. Die Ursache vieler Krankheiten führen Mediziner auf fehlende Mineralstoffe zurück. Der menschliche Körper kann aber natürliche Mineralstoffe wie Kalium oder Magnesium nicht selbstständig produzieren, sondern kann sie nur über die Nahrung aufnehmen.

Viele wissenschaftliche Studien zeigen, dass unser Körper künstliche Mineralstoffe nicht verwerten kann, deswegen ist die beste und richtige Zuführung nur mit natürlichen Mineralstoffen aus Lebensmitteln möglich.

*** Dankend von www.orthoknowledge.eu/vitamine-tabel/

Name	Hauptvor-kommen	Wirksamkeit	Mangel
Bor **B**	Birnen, Trocken-pflaumen, Rosinen, Hülsenfrüchte, Äpfel, Tomaten	Hilft Calcium-verlust und Demineralisierung d. Knochen zu verhindern. Kann Gedächtnis und kognitive Funktionen verbessern.	Knochener-krankungen, Wachstums-probleme, Arthritis, Pilz- und bakterielle Infektionen
Calcium **Ca**	Moringa, Okra, Ingwer, Yams, Nüsse, Kochbanane, Hülsenfrüchte, Gemüse, Kräuter, Knoblauch, Zwiebel, Brokkoli, Grünkohl, Tofu, Maniokablätter, alle Kopfkohl-arten und Chinakohl, weiße Bohnen, Augenbohnen, Avocado, Mango, Banane Papaya, Orangen Samen, Getreide, Kräuter wie Basilikum, getrocknete Kräuter,	Baustein der Knochen und Zähne. Erforderlich für die Nerven- und Muskel-funktionen.	Knochenent-kalkung, Migräne, schlech-tes Gebiss und Knochengerüst, Allergien, hoher Blutdruck, Herzprobleme

Name	Hauptvor-kommen	Wirksamkeit	Mangel
	fast alle Beeren		
Chlorid **Cl**	Kochsalz, Meeresalgen, Fischprodukte, Seetang, Oliven, Meerwasser, Wasser des Großen Salzsees	Regelt Säure-Basen-Gleichge-wicht im Blut & bildet eine chem-ische Verbindung mit Natrium und Kalium. Regt die Leberfunktion an. Wichtige Rolle bei der Verdauung.	Frühzeitiger Haar- und Zahnausfall
Chrom **Cr**	Vollkorn-produkte, Fleisch, Fisch, Leber, Bierhefe, Pilze, Eidotter	Wirkt im Körper als Glukose-toleranzfaktor (GTF), der die Insulinwirkung stimuliert.	Reizbarkeit, De-pressivität, Hypo-glykämie, hoher Cholesterinspiegel Angstzustände, Diabetes
Eisen **Fe**	Moringa, Okra Nüsse, Ölsamen, Kakaopulver, Hülsenfrüchte, Ölsamen, Fenchel,Rucola, Feldsalat, Zucchini, grüne Erbsen, Spinat, Trockenfrüchte, Chili, Manioka-blätter,Amaranth Hirse, Natureis, getrocknete Kräuter, Safou, Ananas, Mango	Bestandteil der roten Blut-körperchen. Wichtig für den Sauerstofftransport durch den Körper und für das Immunsystem. Ist Bestandteil ver-schiedener Stoffwechsel-enzyme.	Blutarmut, schlechtes Hörvermögen, Regelschmerzen, Restless-Legs-Syndrom, Müdigkeit

Name	Hauptvor-kommen	Wirksamkeit	Mangel
Jod J	Ananas, Meeresalgen, Rosinen, Salz	Bildung von Hormonen in der Schilddrüse. Zur Gesunderhaltung von Haut, Haar und Nägeln	Schilddrüsen-probleme, Kropf, zähe Schleimhaut
Kalium K	Nüsse, grüne Gemüse, Avocados, Bananen, Sojabohnen-mehl, Kartoffeln, Wasser des Großen Salzsees	Bildet zusammen mit Natrium und Chlorid die lebenswichtigen Elektrolytsalze, die für das Flüssigkeitsgleich-gewicht im Körper essenziell sind. Beteiligt an Muskelfunktionen Nervenleitung, Herztätigkeit und Energie-erzeugung. Stabilisiert die innere Zellstruktur.	Erbrechen, Benommenheit, Muskelschwäche und -lähmung, niedriger Blutdruck, Schläfrigkeit, Verwirrung, extreme Müdigkeit
Kupfer Cu	Avocados, Innereien, Rübensirup, Krustentiere, Austern, Nieren, Eidotter, Fisch, Hülsenfrüchte	Bestandteil (mit Zink und Mangan) des antioxidativen Enzymsystems. Erforderlich für die Pigment-synthese und den Eisenstoffwechsel.	Blutarmut, Ödem, Blutungen, Probleme mit der Haut-pigmentierung, Haarprobleme, leichte Reizbarkeit, Verlust des Geschmackssinns, Appetitverlust

Name	Hauptvor-kommen	Wirksamkeit	Mangel
Magne-sium Mg	Moringa, Wasser, Naturreis, Sojabohnen, Nüsse, Samen, Hülsenfrüchte, Vollkorn-produkte, Bier-hefe, grünes Blattgemüse, Zartbitter-schokolade, Trockenfrüchte, trockene und frische Kräuter	Beteiligt an über 200 Funktionen im Körper. Spielt eine Rolle beim Knochenaufbau, der Energie-produktion und den Muskel- und Nerven-funktionen. Auch bedeutsam für Herz- und Blutkreislauf. Bestandteil vieler Enzyme. Co-Faktor für Vitamin B & C.	Unregelmäßiger Puls, Antriebs-mangel, Nieren-steine, Asthma, Osteoporose, Depressivität und Angstzustände, PMS, Regelschmerzen, Fibromyalgie, Glaukom, Dia-betes, geringe Ausdauer (insb. bei Sportlern), Schlaflosigkeit, Migräne, Zahn-fleischprobleme, zu hoher Cho-lesterinspiegel, hoher Blutdruck, Gehörverlust, Prostataprobleme
Mangan Mn	Vollkornpro-dukte, Nüsse, Gemüse, Leber, Tee, Möhren	Bestandteil (mit Zink und Kupfer) des antioxidativen Enzymsystems. Erforderlich für den Knochenaufbau, die Gelenke und das Nerven-system.	Dermatitis, schlechte Gedächtnisfunk-tion, Epilepsie, Blutarmut, Diabetes, Herzbeschwer-den, Arthritis

Name	Hauptvor- kommen	Wirksamkeit	Mangel
Molyb- dän Mo	Buchweizen, Weizenkeime, Hülsenfrüchte, Leber, Voll- kornprodukte, Eier	Beteiligt am Stoffwechsel schwefelhaltiger Aminosäuren und an der Produktion von Harnsäure. Antioxidans. Erforderlich für die Synthese von Taurin.	Impotenz bei Männern, leichte Reizbarkeit, unregelmäßiger Puls
Natrium Na	Moringa, in fast allen Lebensmitteln (Gemüse, Obst, Hülsenfrüchten usw.), Wasser, Speisesalz, Schalentiere, Möhren, Arti- schocken, Rüben	Sorgt dafür, dass die Muskeln und Nerven richtig funktionieren.	Sonnenstich, Benommenheit durch Hitze
Phosphor P	Moringa, Hefe, Vollkorn- produkte, Nüsse, Soja, Hülsen- früchte, getrocknete Kräuter und Obst, Kräuter, Okra, Yams, Safou, Sauersack, Habanero (Chili)	Erforderlich für den Gesamt- aufbau des Körpers. Bestandteil von ATP, dem Ener- gieträger in den Muskeln.	Verwirrung, Appetitmangel, Schwäche, leichte Reizbarkeit, Sprachprobleme, verminderte Widerstandskraft gegen Infektionen, Blutarmut

Name	Hauptvor-kommen	Wirksamkeit	Mangel
Selen **Se**	Tomaten, Zwiebeln, Brokkoli, Weizenkeime und Kleie	Wirkt als Antioxidans und bietet Schutz vor Alterserschei-nungen. Trägt zur Prävention von Immunkrank-heiten bei.	Verminderte Immunität und Widerstandskraft gegen Infektionen, verminderte Zeugungs-fähigkeit bei Männern, Altersflecken, verzögertes Wachstum
Vanadium **V**	Petersilie, Radieschen, Kopfsalat, Knochenmehl, Krebse	Bedeutsam für das Elektrolyt-gleichgewicht. Für die Aktions-potentiale von Muskeln und Nerven. Für Knochen und Zähne.	Nicht bekannt
Zink **Zn**	Moringa, Hülsenfrüchte, Samen, Nüsse, Kakao, Pilze, Saaten, Nüsse, Austern, Bierhefe, Okra, Habanero Chili, getrocknete Kräuter und Obst, schwarzer Tee	Wichtiger Hüter des Immun-systems. Unent-behrlich für die Struktur und Funktion von Zellmembranen. Erforderlich für die Fortpflanzung und den Blut-zuckerspiegel.	Unfruchtbarkeit bei Männern, Hautausschlag, Arthritis, Geschwüre, Wachstumspro-bleme, Allergien, Alkohol-abhängigkeit

7.5 Vegane, proteinreiche Lebensmittel

7.5.1 Tabelle proteinreiches Gemüse und proteinreiche Nüsse ab 2g Proteingehalt/100g

Du kannst die Tabelle erweitern wie du willst. Diese Tabelle dient nur zur Orientierung.

100 g	Protein= Eiweiß in g	Kohlenhydrate in g	Ballaststoffe in g	Fett in g
Avocados	2	4	3	15
Blumenkohl	2	2	2	+
Bohnen, grün	2	5	3	+
Feldsalat, Rapunzel	2	2	2	+
Fenchel	2	3	4	+
Grünkohl, Braunkohl	2	3	4	1
Kohlrabi	2	3	2	+
Lauch, Porree	2	4	2	+
Maiskörner	2	16	2	+
Mangold	2	+	2	+
Bambussprossen	3	5	3	+
Brokkoli	3	4	2	+
Champignons	3	3	2	+
Dicke Bohnen	3	2	5	+

100 g	Protein= Eiweiß in g	Kohlenhydrate in g	Ballaststoffe in g	Fett in g
Erbsen	3	6	5	+
Petersilie	3	6	4	+
Basilikum	3,2	*	*	*
Rosmarin	3,3	*	*	*
Habanero (Chili Schoten)	3, 3	*	*	*
Schnittlauch	4	8	6	1
Knoblauch	6	28	0	+
Zwiebel, getrocknet	10	44	22	1
Schwarzkümmel	16	*	*	*
Steinpilze, getrocknet	20	44	16	3
Moringa	25			
Maniokablätter	28			
Nüsse				
Haselnüsse	14	13	7	62
Paranüsse	14	7	7	67
Walnüsse	15	14	5	63
Cashewnüsse	18	30	3	42
Mandeln	18	16	10	54
Pistazien	21	12	7	52
Sesamkerne	21	+	12	50
Erdnüsse	26	18	7	49
Sonnenblumenkerne	27	8	6	49

Quelle: http://www.novafeel.de/ernaehrung/kalorientabelle/kalorientabelle-gemuese.htm

7.5.2   Tabelle proteinreiches Obst ab 2g Proteingehalt/100g

Du kannst die Tabelle erweitern wie du willst. Diese Tabelle dient nur zur Orientierung.

100 g	Protein= Eiweiß in g	Kohlenhydrate in g	Ballaststoffe in g	Fett in g
Datteln, getrocknet	2	65	9	+
Pflaumen, Zwetschgen, getrocknet	2	59	9	+
Rosinen	2	64	5	+
Mango, getrocknet	2,1	70		
Holunderbeeren	3	7	4	+
Feigen, getrocknet	4	61	10	+
Aprikose, getrocknet	5	70	8	+

http://www.novafeel.de/ernaehrung/kalorientabelle/kalorientabelle-obst.htm

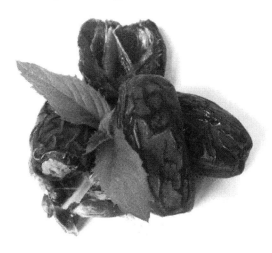

7.5.3 Tabelle proteinreiches Getreide, Kartoffeln, Hülsenfrüchte

100 g	Protein= Eiweiß in g	Kohlenhydrate in g	Ballaststoffe in g	Fett in g
Reis, vollkorn	7	75	4	2
Reis, poliert	7	79	1	1
Reis, parboiled	7	79	1	1
Mais	9	65	9	4
Hirse	11	60	4	4
Hirse	11	58	14	3
Amaranth	16	57	*	9
Leinsamen	26	13	38	30
Kartoffeln				
Kartoffeln mit Schalen	2	15	3	+
Kartoffeln ohne Schalen	2	19	3	+
Bratkartoffeln	2	17	3	4
Kartoffelpüree	3	16	3	3
Kartoffelklöße, Knödel	4	28	3	1
Kartoffelpuffer	4	23	3	16
Pommes frites	4	34	4	12
Semmelknödel	6	26	*	2

100 g	Protein = Eiweiß in g	Kohlenhydrate in g	Ballaststoffe in g	Fett in g
Hülsenfrüchte				
Sojasprossen	5	6	3	1
Tofu	7	3	1	4
Limabohnen (getrocknet)	19	45	1	1
Kichererbsen (getrocknet)	20	49	10	3
Bohnen, weiße (getrocknet)	21	57	17	2
Erbsen (getrocknet)	22	59	12	1
Linsen (getrocknet)	24	56	11	1
Sojabohnen (getrocknet)	37	24	12	24

http://www.novafeel.de/ernaehrung/kalorientabelle/kalorientabelle-getreide-kartoffeln-huelsenfruechte.htm

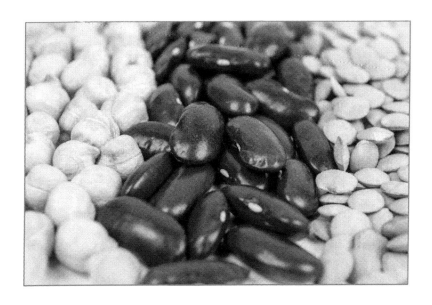

7.6 Vegane antioxidantienreiche Lebensmittel

Antioxidantien sind chemische Verbindungen, die die unerwünschte Oxidation anderer Substanzen gezielt verhindern. Sie sind Radikalenfänger. Freie Radikale attackieren Zellen und verursachen oxidativen Stress. Dieser gilt als mitverantwortlich für das Altern und wird mit der Entstehung einer Reihe von Krankheiten in Zusammenhang gebracht.

> Antioxidantien schützen den Körper vor diesen Angriffen, indem sie die Kettenreaktionen der freien Radikalen unterbrechen. Sie verhindern so den oxidativen Stress und wenden Zellschäden ab.

Viele wissenschaftliche Studien zeigen, dass Antioxidantien auch den Appetit beeinflussen. Sie vermitteln ein Sättigungsgefühl und man isst weniger. Sie senken außerdem den Cholesterinspiegel.

Antioxidantien können noch viel mehr tun. Sie

☺ bieten Schutz vor Umweltschadstoffen

☺ bieten Schutz vor Alzheimer, vor Lungenerkrankungen wie Asthma oder Bronchitis, vor Krebs, Herzerkrankungen und Schlaganfällen, Arteriosklerose und schützen die Augen vor Makuladegeneration (Netzhautschädigung, die zum fortschreitenden Sehverlust führt)

☺ senken den Cholesterinspiegel

☺ verlangsamen den Alterungsprozess

☺ unterstützen den Körper im Kampf gegen Schäden durch Zigarettenrauch, Alkohol, schlechte Ernährung, Stress

☺ Und viel mehr

Antioxidantien findet man unter anderem in:

☺ Vitaminen

☺ Mineralien

☺ Spurenelementen

☺ Enzymen

☺ sekundären Pflanzenstoffen

Auch Ingwer, Knoblauch, Zwiebel enthalten viele Antioxidantien.

7.6.1 Vorkommen natürlicher Antioxidantien

Ein kleiner Auszug:

Vorkommen natürlicher Antioxidantien	
Verbindung(en)	**Lebensmittel mit hohem Gehalt**
Vitamin C (Ascorbinsäure)	Frisches Obst und Gemüse, Kräuter, Ingwer, Knoblauch u.v.m.
Vitamin E (Tocopherole, Tocotrienole)	u.a. Pflanzenöle
Polyphenolische Antioxidantien (Resveratrol, Flavonoide)	Tee, Kaffee, Soja, Obst, Olivenöl, Kakao, Zimt, Oregano, Rotwein, Granatapfel
Carotinode (Lycopin, Betacarotin, Lutein)	Obst, Gemüse

(Quelle: Wikipedia)

Muttermilch ist ebenfalls eine Quelle von Antioxidantien für das Baby. Eine Reihe von Antioxidantien wird als Bestandteil der Muttermilch an den Säugling weitergegeben, um dort ihre Wirkung zu entfalten.

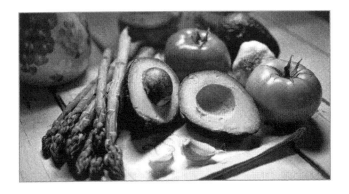

7.7   Vegane ungesättigte Fette

Ungesättigte Fette gelten als „gute" Fette, die in einfach und mehrfach ungesättigte Fette aufgeteilt werden. (Siehe Kapitel 5.3 „Fette")

Die einfach ungesättigten Fettsäuren heißen Omega-1-Fette, dazu zählen auch die Omega-9-Fette. Sie sind nicht essenziell und können auch vom Körper selbst hergestellt werden. Sie werden für die Testosteronproduktion benötigt. Fast alle Öle, Nüsse, Avocados enthalten sie. Sie spielen eine wichtige Rolle in der Blutgerinnung und bei der Übertragung von Nervenbotschaften und verbessern die Balance des Cholesterinwertes.

> **Die mehrfach ungesättigten Fettsäuren sind in Omega-6 und Omega-3 Fette unterteilt. Diese Fette sind lebenswichtig, es sind essentielle Fette.**

Das bedeutet, unser Körper kann diese Art der Fettsäuren nicht selbst herstellen, also müssen sie von außen zugeführt werden. Die beste Quelle dafür ist eine Ernährung, die aus pflanzlichen und tierischen Produkten besteht.

Einfache und mehrfach ungesättigte Fettsäuren beeinflussen den Cholesterinspiegel günstig und schützen Herz und Gefäße, indem sie das LDL-Cholesterin (schlechtes Cholesterin) senken und das gefäßschützende HDL-Cholesterin (gutes Cholesterin) erhöhen. Diese Fette helfen außerdem sehr beim gesunden Abnehmen.

Fette, die flüssig bleiben oder weich werden, wie Pflanzenöle, sind generell besser für den Körper. Sie sind eher reich an einfach (wie Olivenöl, Rapsöl) und mehrfach ungesättigten Fettsäuren (wie Maiskeimöl, Sonnenblumenöl, Sojaöl, Distelöl). Dies ist aber nur eine grobe Orientierung. Das bedeutet, dass auch harte Fette, wie Palmöl oder Kokosöl sehr wohl gesund sind und vielleicht sogar am gesündesten.

Ein Nachteil von mehrfach gesättigten Fettsäuren: Sie sind chemisch sehr instabil, halten sich nicht lange, sie lassen sich nicht so hoch erhitzen und oxidieren schneller. Es besteht deswegen die Gefahr, dass sich Transfettsäuren bilden.

7.7.1   Omega-6 Fettsäuren

Omega-6 Fettsäuren wird eine entzündungshemmende Wirkung nachgesagt. Sie sind für einen perfekt funktionierenden Stoffwechsel sehr wichtig. Für die Gesundheit von Haut, Haaren, Zähnen, Muskeln und Gelenken sind sie unersetzlich. Omega-6

Fettsäuren sind zum Beispiel für das Wachstum, die Wundheilung oder zum Schutz gegen Infektionen verantwortlich.

Omega-6 findet man in fast allen fetthaltigen Lebensmitteln, wie z.B. in Hülsenfrüchten, Fisch, fetthaltigem Fleisch, Ölen (Distelöl, Sonnenblumenöl, Rapsöl, Maiskernöl, Walnussöl, Olivenöl usw.), Samen, Nüssen, sogar in Vollkornprodukten.

7.7.2 Omega-3 Fettsäuren – wichtige Bestandteile der Nahrung: Welche Lebensmittel enthalten die mehrfach ungesättigten Fettsäuren?

Omega-3 Fettsäuren gehören zu den mehrfach ungesättigten Fettsäuren wie DHA und sind wichtige und notwendige Bestandteile unserer Ernährung. Sie werden vor allem im Gehirn gebraucht. Das menschliche Gehirn besteht zu einem großen Teil aus DHA, das zur Stärkung der Hirnleistung und der Bekämpfung von zahlreichen Krankheiten, wie zum Beispiel Alzheimer, Herzinfarkt, Demenz, Thrombose und ADHS benötigt wird, außerdem hilft es gegen Übergewicht.

Omega 3-Fettsäuren werden weiter benötigt für:

☺ die Produktion von Hormonen

☺ die Synthese von Eiweiß

☺ die Bekämpfung von Entzündungen und Infektionen

☺ die Bildung körpereigener Abwehrzellen

☺ den Schutz des Herzens

☺ das Senken der Blutfettwerte

☺ den Blutdruck, sie reduzieren den Blutzuckerspiegel

☺ und Vieles mehr.

DHA kann sowohl über die Nahrung, vor allem durch Öle von fettreichen Meeresfischen, wie Makrele, Hering, Aal und Lachs, zugeführt werden, als auch im menschlichen Organismus aus der essentiellen alpha-Linolensäure synthetisiert werden.

Gute Lebensmittel, die Omega-3-Fettsäuren enthalten:

☺ Öl: Hanföl, Leinöl, Walnussöl, Algenöl, Rapsöl, Sojaöl, diese enthalten zwar kein DHA und EPA, dafür jedoch deren Vorstufe, die Omega-3-Fettsäure ALA (Alpha-Linolensäure). Diese Vorstufe kann der Körper in DHA und EPA umwandeln. 20 Gramm Rapsöl (ca. zwei Esslöffel) entsprechen dabei etwa einer Menge von 1 bis 1,5 Gramm

Omega-3-Fettsäuren. Das würde für den Tagesbedarf ausreichen.

☺ Leinsamen, Walnüsse

☺ Fisch: Lachs, Hering, Thunfisch, Makrele, Aal

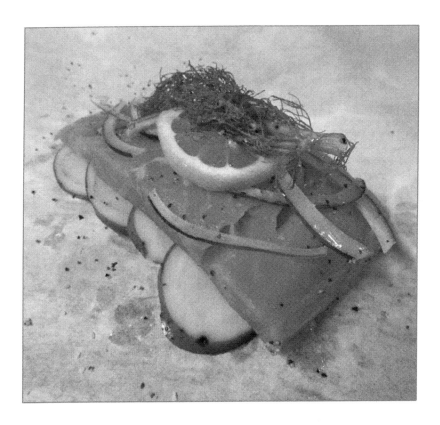

ACHTUNG 1:

Eine längere Einnahme von sehr hohen Dosen an Omega-3-Fettsäuren aus Nahrungsergänzungsmitteln kann zu gesundheitlichen Problemen führen, wie zum Beispiel der Erhöhung des Cholesterinspiegels, der Schwächung des Immunsystems, der Vermehrung von Infektionskrankheiten und entzündungsbedingten Krankheiten, Übelkeit, Erbrechen usw.

ACHTUNG 2:

Ein Zuviel an mehrfach ungesättigten Fettsäuren kann auch eine Senkung des gefäßschützenden HDL-Cholesterins bewirken.

7.7.3 Reichlich pflanzliches Öl ist sehr gesund und notwendig bei veganer Ernährung

Eine gute Balance aus gesättigten und ungesättigten Ölen tut dem Körper sehr gut. Viele Ernährungsberater und Wissenschaftler warnen ständig vor Öl. Das ist meiner Meinung und meinen Erfahrungen nach nicht richtig. Was Naturvölker seit tausenden von Jahren benutzen und womit sie auch Krankheiten bekämpfen, kann nicht heute auf einmal ungesund sein. Man muss nur vergleichen, um selbst die Wahrheit zu erkennen. In vielen Ländern Afrikas und Asiens, zum Beispiel in Kamerun oder China, wird das Essen mit reichlich pflanzlichem Öl zubereitet. Es wird viel frittiert. Aber dort treten die Zivilisationskrankheiten, die mit Fett in Verbindung gebracht werden, viel seltener auf als im Westen. Man findet dort die Menschen, die am wenigsten an Übergewicht leiden. Und in den westlichen Ländern findet man Menschen, die häufig an solchen Krankheiten leiden, obwohl sie sehr wenig pflanzliches Öl verwenden.

Ich lernte sehr früh, dass jede Zelle unseres Körpers (in Gehirn, Knochen, Haut, Muskeln usw.) auf Fettsäuren angewiesen ist. Ohne Fett kann der Körper gar nicht richtig funktionieren. Fett ist neben Kohlenhydraten und Proteinen einer der drei Makronährstoffe. Es ist wichtig für ein gesundes Herz und Hirn sowie für gesunde Muskeln und Gelenke. Wie die Proteine und die gesunden Kohlenhydrate machen Fette schneller und länger satt, d.h. du isst dadurch weniger. Fett ist außerdem ein Geschmacksträger und lässt das Essen gut schmecken. Im Gegensatz zu den Kohlenhydraten, die der Körper selbst herstellen kann, müssen Proteine und auch Fett über unsere Nahrung aufgenommen werden.

> **Für eine vegane Ernährung ist pflanzliches Fett absolut notwendig. Nicht nur weil man schon auf tierisches Fett verzichtet, sondern auch, weil Fett eine bessere Aufnahme von Vitaminen und Mineralstoffen im Körper ermöglicht.**

Wie ich schon in vielen Bereichen dieses Buches erklärt habe, ist Öl nicht ungesund, nur weil es fett ist. Im Gegenteil! Reines Öl ist nicht nur gesund, sondern bekämpft auch bestimmte Krankheiten und oft braucht der Körper erst dieses Mittel, um bestimmte Nährstoffe richtig zu transportieren und aufzunehmen.

Öl hilft auch bei der Gewichtsreduktion. Als Kinder bekamen wir reines Öl als Abführmittel und es wirkte! Öl half dabei, den Körper, den Darm und andere innere Organe zu reinigen. Würmer, die im Darm lebten, wurden so ausgespült. In Kamerun

„trinkt" man Öl, so sagt man. Aber die Menschen dort sind viel schlanker und muskulöser als Menschen hier in Europa, die beim Kochen kaum Öl benutzen. Ich selbst koche für meine ganze Familie in Deutschland mit reichlich Öl und die Kinder, Jungs und Mädchen, sehen sehr sportlich und muskulös aus und haben zum Teil einen Sixpack-Bauch, was erstaunlich ist, da sie keine speziellen Bauchübungen machen.

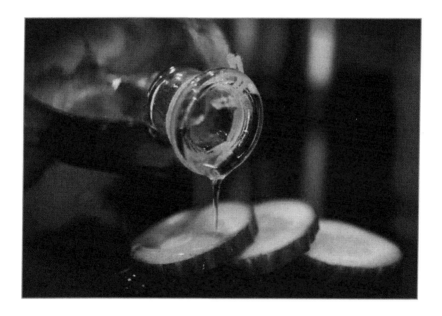

Gutes pflanzliches Öl (Kokosöl, Palmöl, Erdnuss-Öl, Olivenöl, Rapsöl und Sonnenblumenöl) hilft dem Magen bei seiner Arbeit, es reinigt den Darm und hilft bei der Ausscheidung von schlechten Stoffen, Giften, Fetten und Müll aus dem Körper, es ist antibakteriell, schützt vor Infektionen, stärkt das Immunsystem, hilft beim Muskelaufbau, stärkt die Nerven, lässt uns Vitalstoffe gut aufnehmen.

Palmöl zum Beispiel ist sehr gut gegen Übelkeit oder Vergiftungen. Auch bei Rauch und Gasvergiftungen benutzt man in Afrika Palmöl. Schwangere Frauen nehmen oft rohes Palmöl zu sich, damit es ihnen nicht schlecht wird, und es hilft dem Kind sich gut zu entwickeln. Man sagte mir, dass es wichtig ist, dass Schwangere ständig und besonders kurz vor der Geburt Palmöl zu sich nehmen, denn es erleichtert die Geburt. Ich stelle fest, dass Frauen in Kamerun im Zuge der Werbung der Industrie immer mehr „moderne" Öle zu sich nehmen und auch schwierigere Geburten haben als die Frauen früher. „Zufällige" Koinzidenz?

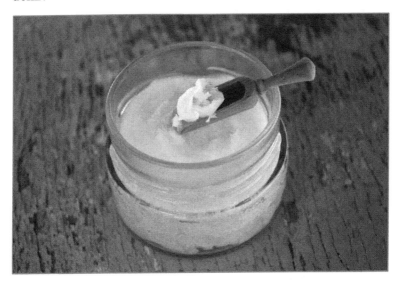

Öl hilft einer guten Verdauung und trägt dazu bei, dass das Essen lecker schmeckt und dass man weniger isst. Man ist schneller übersättigt und dadurch nimmt man auch ab.

Es gibt viele Studien über die negativen Folgen der extremen Low-Fat-Diäten, die belegen, dass Low-Fat-Faster oft schlechtere Entzündungs- und Insulinwerte haben und nur halb so viel Energie verbrauchen als Menschen, die sich normal ernähren. Eine extrem fettarme Ernährung führt dazu, dass der Kohlenhydrat-Anteil im Organismus zu groß wird und der Überschuss (weil der Kohlenhydratspeicher voll ist) zu Fettsäuren umgewandelt wird.

Außerdem sind viele Vitamine, wie z.B. Vitamin D, fettlöslich. Das bedeutet, sie werden durch Fett besser verarbeitet. Vitamin D ist sehr wichtig, wenn man gesund bleiben will.

Ohne Fett gibt es keine gute Versorgung mit wichtigen Nährstoffen

Eine andere Gefahr bei zu geringer Fettaufnahme ist, dass der Körper sich irgendwann, ab einem bestimmten Fettanteil, gegen diese Öl-Reduzierung wehrt und dann erst recht Maßnahmen ergreift, damit die Organe nicht mehr darunter leiden. Unbewusst wird man gezielt motiviert (gesteuert) noch mehr zu essen, damit der Körper Fett sammeln kann. Dieses Fett wird aber nicht mehr direkt für den Körper genutzt, sondern aus Angst, dass er wieder zu wenig Fett bekommen könnte, bildet er Fettdepots. Man nimmt also zu und gleichzeitig fehlt dem Körper das nötige Fett, um die Organe gut funktionieren zu lassen. Man wird krank, müde, kraftlos, energielos.

Der Körper kann aufgrund zu geringer Fettzufuhr auch seine Funktionalität so weit reduzieren, dass die Nahrung nicht mehr richtig verwertet wird. Da ohne aktive Arbeit des Körpers Kalorien nicht richtig verarbeitet werden, nimmt man zu. Der Jo-Jo-Effekt bei Diäten ist eine logische Konsequenz dieses Zustands (reduzierter Grundumsatz im Stoffwechsel).

Wichtig ist die Kombination aus gesättigten und ungesättigten pflanzlichen Ölen.

Wenn Veganer oder auch Fleischliebhaber Fett abschreiben, schränken sie auch die Versorgung des Körpers mit wichtigen Vitaminen und Nährstoffen ein. Das kann zu Mangelerscheinungen führen mit allen negativen Konsequenzen für den Körper und das Nervensystem.

7.8 Vegane Power-Kohlenhydrate machen vegane Ernährung gesund und uns schlank

Gute Kohlenhydrate, die uns gesund und schlank machen, sind Vielfachzucker. Durch ihre Fasern wird der Körper den Zucker über den Tag verwenden, ohne Zeit zu haben ihn umzuwandeln und zu speichern.

Wenn du deutlich mehr komplexe Kohlenhydrate (vielfachzuckerreiche Lebensmittel) isst und einfache Kohlenhydrate (Zucker, Mehl, Getreide, Brot, Obstsäfte) stark reduzierst, bleibt der Blutzuckerspiegel konstant unten und die Insulinproduktion auch (Insulin fördert den Fettaufbau). Das heißt du nimmst ab, bzw. nimmst nicht zu und bleibst gesund.

Kohlenhydrate für deine Gesundheit, die auch satt machen:

☺ Reis

☺ Kartoffeln und Kartoffelerzeugnisse wie Knödel

☺ Gerste

☺ Obst

☺ Buchweizen

☺ Hirse

☺ Dinkel

☺ Quinoa

☺ Gemüse

☺ Nüsse

☺ Knoblauch

☺ Getrocknete Zwiebeln

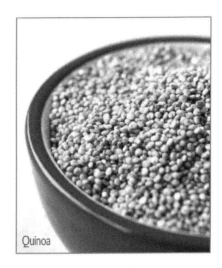

Quinoa

☺ Getrocknete Steinpilze

☺ Getrocknetes Obst enthält große Mengen an Kohlenhydraten

☺ Fast alle Hülsenfrüchte sind eine sehr gute Quelle wertvoller Kohlenhydrate

☺ usw.

Aufpassen mit Lebensmitteln wie Dinkel, die Gluten enthalten!

Mein Ratschlag

Man kann auch isolierte Kohlenhydrate (sie sind stark industriell verarbeitet) essen und gesund bleiben. Man sollte sie aber mit Bedacht essen. Es ist wichtig, bei den täglichen Mahlzeiten die Kohlenhydrate zu variieren. Isolierte Kohlenhydrate zum Beispiel nur jeden dritten Tag (wenn man nicht ganz darauf verzichten will) und dann zusammen mit anderen guten Lebensmitteln wie Gemüse in einer mit frischen Kräutern gewürzten Sauce mit viel Öl. Ich esse zum Beispiel einmal (selten 2-mal) die Woche Nudeln, Weißmehl (weiße Brötchen) nur am Sonntag beim großen Familienfrühstück und ich habe auch keine Angst, ab und zu Süßigkeiten zu genießen.

Wichtig: Pasta mit Käse drauf, wenn regelmäßig gegessen, ist eine Bombe besonders für das Gewicht und schadet der Gesundheit merklich!

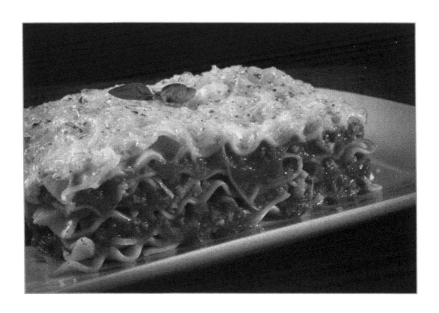

7.8.1 Power-Kohlenhydrate aus Afrika, echte Medikamente

Warum Menschen in Kamerun viel größere Portionen essen als Menschen in den westlichen Ländern, aber dennoch viel weniger Fett haben und vor allem auch ohne Sport viel muskulöser und gesünder sind? Hat es nur mit den Genen zu tun, wie viele Menschen behaupten?

Ich habe die Mahlzeiten verglichen und gemerkt, dass der Unterschied darin liegt, dass bis zu 80% eines afrikanischen Gerichtes aus Kohlenhydraten der Vielfachzucker besteht und wenig andere Arten von Kohlenhydraten (Einfachzucker) enthält. In Kamerun besteht eine normale Mahlzeit zum Beispiel aus: Kohlenhydraten, Saucen (können verschiedene Saucen sein) oder Gemüse mit oder ohne Fleisch/Fisch. Vorspeisen gibt es generell nicht (das ist ein westliches Modell) und die Nachspeise ist oft Obst (Papaya, Mango, Guave, Ananas usw.), aber es ist meist so, dass viele schon so satt sind, dass sie keinen Nachtisch wollen und einfach im Laufe des Tages immer mal wieder Obst essen.

Die beliebtesten Kohlenhydrate in Kamerun sind nicht industriell verarbeitet!

Afrikanische Kohlenhydrate sind Anti-Krankheits- und dazu die effektivsten Anti-Krebs-Lebensmittel

Ich nenne hier vorwiegend Lebensmittel, die man überall in Asia- und Afro-Geschäften kaufen kann und auch in gut sortierten Lebensmittelmärkten.

Du wirst bei den Eigenschaften dieser Lebensmittel schnell verstehen, warum wenige Menschen in Afrika unter sogenannten ernährungsbedingten Krebserkrankungen leiden. Man isst diese Lebensmittel nicht nur ab und zu, um sich absichtlich etwas Gutes zu tun, wie Obst oft in den westlichen Ländern gegessen wird, sondern sie gehören zum täglichen Gebrauch morgens, mittags, abends, zwischendurch. Das heißt die Menschen versorgen den ganzen Tag ihren Körper mit Anti-Krebs-Lebensmitteln und schützen sich so vor Krebs, drängen ihn zurück und verlangsamen oder stoppen seine Ausbreitung.

Es ist kein Zufall, dass die Pharmaindustrie viele dieser Lebensmittel in ihren Medikamenten verwendet, auch wenn sie das nicht immer deutlich deklariert. Sie will selbstverständlich, dass ihre Medikamente verkauft werden. Eine Krebstherapie kombiniert mit diesen Lebensmitteln und der Lehre der Naturmedizin kann den Kranken sehr helfen, denn alle diese Lebensmittel stören in keinem Fall die medikamentöse Therapie, können dafür aber die Krebsausbreitung signifikant bremsen.

Fast ohne Ausnahme enthalten all diese Grundnahrungsmittel aus Afrika Nitriloside bzw. Vitamin B17.

Wurzeln und Knollen

☺ Yamswurzel

Enthält das berühmte Vitamin B17, das manchen Studien zufolge Krebszellen in Menschen töten soll.

Die Yamswurzel ist eine große Wurzel der Yamspflanze. Ihre Schale ist braun und das Innere gelb oder weiß. Sie wächst in tropischen Ländern. Die Wurzel wird geschält und in verschiedenen Variationen und Formen gekocht oder frittiert als Beilage zu unterschiedlichen Saucen gegessen.

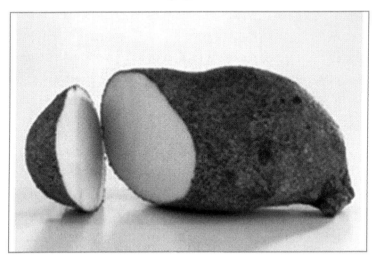

Yams werden in Kamerun als Heilmittel benutzt. Es wird auch ihre klebrige Flüssigkeit gewonnen, um chronische Krankheiten zu heilen. Yamswurzel, Yamswurzel-Blätter und Stängel sind

Anti-Krebs-Mittel in der Naturmedizin. Auch gegen Knochen-schwund, Thrombose, Diabetes, psychische Krankheiten, wie Depression, Stress und viel mehr, hilft Yams, ebenso, um Gewicht zu verlieren. Als ich klein war und Muskelschmerzen hatte, hat meine Mutter mich mit Yamswurzel massiert und einige Minuten später waren alle Schmerzen weg.

Yams sind arm an Fett, ziemlich reich an Vitamin C, sie enthalten auch wichtige Substanzen – Alkaloide, Tannine, Sapogenine wie Diosgenin – die die Pharmaindustrie gern benutzt.

Wissenschaftliche Studien an Tieren bestätigen vielleicht, warum die Afrikaner Yams als Heilmittel benutzen. Versuche an Tieren mit Diosgenin zeigten erstaunliche Ergebnisse. Diosgenin ist ein Antioxidans, das auf das Entzündungssystem wirkt, gegen Mikroben und Viren, gegen Krebs (im Tierversuch hat man eine Hemmung des Zellwachstums von Dickdarm- und Brustkrebs-zellen festgestellt) und den Cholesterinspiegel senkt.

Yams wirkt auch gegen Gelenkentzündungen und rheumatische Entzündungen und gegen Osteoporose.

Yams steigert die Libido und hilft Frauen sehr effektiv bei Wech-seljahrbeschwerden.

Die Blätter des Yamswurzel-Baums sind ein leckeres Gemüse mit vielen Vitaminen und Mineralstoffen.

☺ Maniok

Maniok enthält auch das Vitamin B17.

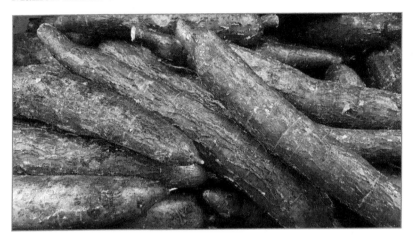

Bericht einer Krebskranken, die mit Maniok geheilt wurde:

"This letter is about how manioc, which also contains Vitamin B17, has the potential to combat cancer.

My story starts with a cancer I developed seven years ago. A cystoscopy revealed transitional cell cancer. The kidney, ureter and a little part of the bladder where the ureter enters the bladder were surgically removed. I was given radiation treatment, and I remained in good health over the next seven years (I was examined once a year). My bladder was cancer-free until November 2009. That month I started passing blood. Another cystoscopy was done, and a polypoidal growth close to the bladder neck was removed. The biopsy this time again revealed transitional cell cancer.

I had read on world without cancer.org that manioc – also known as cassava or tapioca – has a high B17 component. For a whole month following the removal of the polypoidal growth in the bladder, I ate manioc daily, usually twice a day. A cystoscopy done a month later showed that the bladder was completely symptom-free. I felt very well.

Was my wellbeing the result of the cancer-fighting properties of manioc's Vitamin B17? It would be wonderful, I thought, if a test group of cancer patients used manioc in order to confirm that manioc really does have the ability to fight cancer, as it seemed to have done in my case.

Here is what happens when a cancer patient eats manioc:

Once the manioc is consumed, the manioc's Vitamin B17 combines in the normal human cell with an enzyme called Rhodanese, which breaks down the B17 into three sugars. The cancer cell, which is an immature cell, has a different enzyme, beta-glucosidase, which breaks the B17 into glucose, benzaldehyde and hydrocyanic acid. The hydrocyanic acid acts like an LTTE cyanide capsule, killing the cancer cell.

I appeal to all cancer patients to try the manioc solution. If it works, it could be a great discovery for cancer patients around the world, especially those living in the tropics of Asia, Africa and the Americas, where manioc / cassava / tapioca grows and is freely available."

Dr. Cynthia Jayasuriya, Ear, Nose and Throat Surgeon

***http://www.sundaytimes.lk/100207/Plus/plus_03.html

Maniok ist, wie Yams, eine Wurzel, die sehr gern in Afrika, besonders in Zentralafrika und Kamerun, gegessen wird. Sie ist wie alle Wurzeln in Afrika ein sehr wichtiges Nahrungsmittel, das fast täglich in verschiedensten Formen gegessen wird. Die

Blätter werden in Kamerun als leckeres Gemüse zubereitet. Die Blätter sind sehr reich an Proteinen.

In verschiedenen Berichten kann man lesen, dass Maniok im Rohzustand giftig ist, wegen des enthaltenen cyanogenem Glykosids. Das stimmt nicht ganz. Es kommt darauf an, welchen Maniok man isst. Wir essen Maniok manchmal roh, aber du kannst gar nicht viel davon essen. Das Problem wird auf natürliche Weise gelöst, denn er schmeckt roh einfach nicht. Roh ist Maniok ein bisschen wie Kartoffel. Damit das Gift wirkt, müsste man viel zu viel davon essen. Diese Substanz, die man Gift nennt, gilt aber gleichzeitig als starkes Heilmittel in der Naturmedizin Kameruns, gerade bei chronischen Entzündungen, wie Krebs. Tatsächlich wird Maniok hauptsächlich gekocht, gebraten oder getrocknet gegessen und hat erstaunliche Heilwirkungen. Maniok und Maniokblätter helfen gegen Verbrennungen, Bindehautentzündungen, Anämie.

Die gefährliche Maniokwurzel ist nicht die, die wir hier überall zu kaufen bekommen, sondern die „wilde" Manioksorte. Diese ist wirklich giftig. Da muss man aufpassen, aber du müsstest nach Brasilien in den Urwald gehen, um diese zu finden. Das Risiko ist deswegen sehr klein, bzw. gar nicht gegeben.

Während meiner Recherchen bei Naturmedizinern in Kamerun habe ich erfahren, dass Maniok bei chronischen Entzündungen und auch als Krebsvorsorge empfohlen wird. Sie sagten alle, dass auch die Blätter von Maniok ein Wunder für den Körper wären.

Als ich nun wissenschaftliche Studien und die Eigenschaften von Maniok analysierte, fand ich heraus, warum diese Annahme der kamerunischen Naturärzte wahr sein könnte. Maniok enthält eine große Menge Vitamin B17, außerdem die Vitamine B1, B2, B3, B5, B6, B7, B9 (Folsäure), B12, Vitamin C, Vitamin K, Calcium, Chlor, Kalium, Magnesium, Natrium, Phosphor, Schwefel, Eisen Fluor, Kupfer, Jod, Mangan, Zink, viele Aminosäuren – alles Substanzen, vor denen Krebs Angst hat und die dazu beitragen, vor dieser Krankheit zu schützen oder ihre Ausbreitung und Entwicklung einzudämmen. Die Wirkung von Maniok gegen Krebs findet ihre Ursache auch darin, dass Maniok viele Antioxidantien enthält.

Maniok und Maniokblätter sind ein wahres Vitamin- und Mineralstoff-Meer:

100 g Maniok (essbarer Anteil) enthalten		
Bestandteil	Menge in der Knolle	Menge im Blatt
Wasser	60 g	keine Daten
Proteine	1,2 g	keine Daten
Kohlenhydrate	35 g	keine Daten
Fette	0,3 g	keine Daten
Ballaststoffe	1,4 g	keine Daten
Phosphor	75 mg	116 mg
Calcium	35 mg	297 mg
Eisen	0,7 mg	7,8 mg
Vitamin A	Spuren	12450 IE
Vitamin C	36 mg	316 mg
Vitamin B1	0,05 mg	0,26 mg
Vitamin B2	0,03 mg	0,5 mg
Niacin	0,7 mg	3 mg

Quelle: Wikipedia

☺ Taro

Taro gilt in Kamerun als Grundnahrungsmittel, genauso wie Yamswurzel, Kochbanane und Maniok. Taro nennt man die Pflanze selbst, aber auch die essbare Knolle, die auch unter dem Namen Wasserbrotwurzel bekannt ist. Generell kann Taro ähnlich wie Kartoffeln zubereitet werden. In Kamerun werden die Knollen in Wasser gekocht und erst dann geschält. Taro ist roh nicht genießbar und ist sehr schleimig.

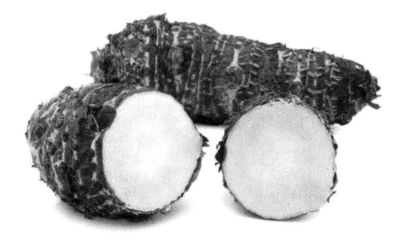

Die Nährwerte von Taro allein zeigen, wie gesund und heilsam er sein kann:

Vitamine: Vitamin A, Beta-Carotin, Vitamin B1, Vitamin B2, Vitamin B3, Vitamin B5, Vitamin B6, Vitamin B7, Vitamin B9, gesamte Folsäure, Vitamin C, Vitamin K

Mineralstoffe: Calcium, Chlor, Kalium, Magnesium, Natrium, Phosphor S, Schwefel

Spurenelemente: Eisen, Fluor, Jod, Kupfer, Mangan, Zink

Taro ist ein Anti-Krebs-Lebensmittel. Die Taro-Wurzel spielt eine bedeutende Rolle für die antioxidativen Aktivitäten in unserem Körper. In dieser Wurzel stecken viele Vitamine und verschiedene phenolische Antioxidantien. Sie stärken unser Immunsystem und helfen bei der Bekämpfung gefährlicher freier Radikale. Freie Radikale entstehen beim Zellstoffwechsel und sie können dazu führen, dass gesunde Zellen zu Krebszellen mutieren.

Taro wirkt auch gegen Diabetes, gegen den Grauen Star, bei Darmproblemen, reinigt die Darmflora und vieles mehr.

☺ Cocoyam, Macabo

Macabo ist auch eine Wurzel und ähnelt Taro sehr. Sie ist nur fester und weniger schleimig.

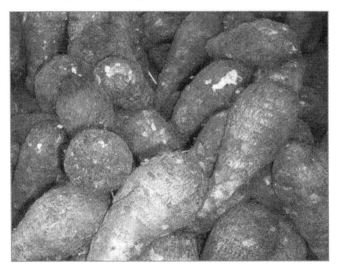

Kochbanane

Die Kochbanane ist die Frucht des Bananenbaums, der in den tropischen und subtropischen Regionen wächst.

Kochbanane ist für die Menschen in Afrika, in Kamerun, wie Nudeln oder Weißmehl für den westlichen Menschen. Kochbanane wird jeden Tag und mehrmals am Tag gegessen: gekocht, frittiert, geröstet, getrocknet. Grün schmeckt sie fast wie Kartoffeln, reif ist sie gelb und schmeckt ähnlich wie Bananen.

Kochbanane mag für viele nur ein normales Nahrungsmittel sein, aber sie hat eine erstaunliche Heilwirkung durch ihre erstaunlichen Eigenschaften. Kochbanane ist regelrecht ein Lebensmittelmedikament.

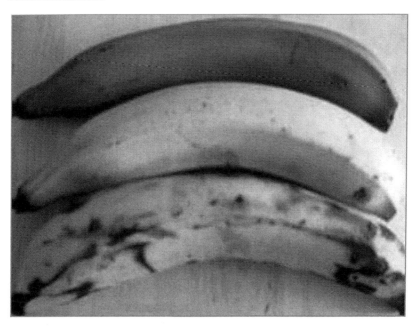

Alles, was Kochbanane ist:

☺ Sie ist Quelle von Stärke und Energie

☺ Sie ist fast fettfrei

☺ Sie ist ballaststoffreich

☺ Sie ist reich an Vitaminen: Vitamin A, Retinol, Carotin, Vitamin B1, Vitamin B2, Vitamin B3, Vitamin B5, Vitamin B6, Vitamin B7, Vitamin B9 (Folsäure), Vitamin C, Vitamin E, Vitamin K

☺ Sie ist reich an Mineralstoffen: Calcium, Chlor, Kalium, Magnesium, Natrium, Phosphor, Schwefel

☺ Sie ist reich an Spurenelementen: Eisen, Fluor, Jod, Kupfer, Mangan, Zink

☺ Sie ist reich an Aminosäuren

☺ Sie ist reich an Antioxidantien

☺ Sie ist basisch

☺ Sie enthält resistente Stärke

Alles, was Kochbanane kann:

Kochbanane wirkt gegen:

☺ Nieren- und Blasenprobleme

☺ Menstruationsbeschwerden

☺ Knochenschwund

☺ Herzkrankheiten

☺ Anämie

☺ Nervenentzündungen

☺ Freie Radikale

☺ sie heilt den Darm und befreit ihn von bakteriellen Erregern

Schlechte Kohlenhydrate machen krank und dick und gute Kohlenhydrate sind gute und beliebte Energielieferanten für die Muskeln. Sie machen gesund, denn sie helfen, die Bildung von Fett zu verhindern.

Mehr über die Wunder dieser Lebensmittel kannst du in meinem Buch „Gesund & geheilt mit der Lebensmittelapotheke: Fit, vital und jung ohne Medikamente" (ISBN 9783946551164) erfahren.

7.9 Die therapeutische, magische Gesundheits-Sauce: DIFO – DANTSE IMMUN FORTE, ein Muss für Veganer und für jeden Haushalt

Eine Sauce, die den Stoffwechsel rockt! Die das Immunsystem stärkt, Fett schmelzen lässt, antibakteriell wirkt, die inneren Heilsoldaten in Position bringt, Stress bekämpft und glücklich macht. Die Sauce wärmt den Körper regelrecht. Ein Vitamin- und Mineralstoffcocktail, der magisch schmeckt.

DIFO - DANTSE IMMUN FORTE
Life & health protect energy sauce

Eine Sauce, die körperliche und psychische Krankheiten heilt und magisch schmeckt: DIFO — DANTSE IMMUN FORTE Life & health protect energy sauce, die magische, scharfe, therapeutische Sauce mit Ingwer, Knoblauch, Zwiebel, Chili und vielem mehr.

Einmal essen und süchtig werden. Stärkt den Körper gegen viele Beschwerden und hilft beim Abnehmen

Diese magische, scharfe Sauce, die zu allem passt, ist nicht nur sehr lecker, sondern wirkt auch therapeutisch. Die wunderscharfe Sauce war ursprüngliche als Sauce zur Potenzsteigerung gedacht, aber sie bekämpft auch sehr wirksam Krankheiten und macht außerdem schlank.

Die Sauce ist eine Mischung aus ausgewählten gesundheitsfördernden und potenzsteigernden Kräutern. Natürlich ohne Chemie, ohne Konservierungsstoffe und Geschmacksverstärker! Regt an, macht Lust auf Sex, fördert die Durchblutung, der Körper wird wärmer und erregter. Nicht nur hilfreich bei Potenzschwäche, sondern außerdem eine echte Delikatesse zu allen Lebensmitteln- Beilagen, Gemüse und Obst.

Regelmäßig gegessen wirst du ein dauerhaftes Ergebnis und allgemeines Wohlbefinden verspüren. Diese Sauce sollte nicht mehr auf deiner Speisekarte fehlen! Sie wird auch nie mehr fehlen, sobald du sie das erste Mal probiert hast!

Die Sauce enthält die Vitamine A, B und C, außerdem Natrium, Calcium, Kalium, Magnesium, Silizium, Schwefel, Phosphor, Jod, Eisen, Zink!

DIFO schützt deinen Körper vor Krankheitserregern und hilft dir bei sämtlichen Erkrankungen schneller gesund zu werden.

Damit dein Immunsystem stark bleibt empfehle ich DIFO:

☺ Mit der einzigartigen „Vital-Formel" aus bewährten Pflanzen

☺ Mit der Kraft der Natur

☺ Enthält wichtige Mineralien, die Zellen vor oxidativem Stress schützen

☺ Enthält bereits die Tagesdosis an Vitamin C, A und mehr

☺ Enthält wichtige Aminosäuren

Einige Zutaten

🍽 frischer Ingwer

🍽 Zwiebeln

🍽 Knoblauch

🍽 Lauchzwiebeln

🍽 viel frisches Basilikum

🍽 scharfes Chilipulver

🍽 Petersilienwurzel

🍽 Frische Kurkuma

🍽 Galingalewurzel

🍽 Galangawurzel (Thai-Ingwer)

🍽 frischer Bärlauch (wenn vorhanden)

🍽 frische Petersilie

🍽 Scharf

Die komplette Zutatenliste und die Zubereitungsformel sind geheim! Falls du die fertige Sauce haben möchtest, kein Problem. Geh auf meine Seite www.mycoacher.jimdo.com und bestelle sie dir.

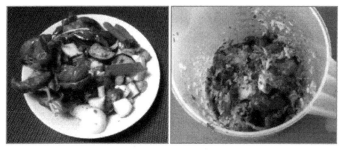

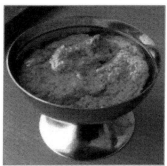

7.10 Habaneros, Ingwer, Zwiebeln, Knoblauch: vier magische, unterirdische und überirdische, geheime Waffen in der veganen Ernährung

Diese vier magischen, unterirdischen und überirdischen Lebensmittel sollen nie in einer veganen Ernährung fehlen!

Mit Ingwer, Zwiebeln, Knoblauch und scharfen Chilischoten braucht man fast keinen Arzt mehr.

Jeder kennt Ingwer, Knoblauch, Zwiebeln und Chilischoten, aber viele sind sich nicht bewusst, was sie dem Organismus tatsächlich bringen. Sie werden oft nur für den Geschmack verwendet, dabei sind diese vier Gewürze echte Nutrazeutika-

Ernährungs-produkte, denen gesundheitlich relevante Effekte nachgesagt werden. Sie sind wahre Naturmedikamente, die uns – gekocht oder roh – gesund, fit und schlank halten. Roh gegessen sind sie allerdings noch schneller wirksam.

Diese vier Gewürze sind:

☺ Anti-Krankheit

☺ Antiviral

☺ Antibakteriell

☺ Anti-Krebs

☺ Anti-Fett

☺ Anti-Übergewicht

☺ Anti-Depression

☺ Anti-Entzündungen

☺ Anti-Müdigkeit

☺ Anti-Potenzschwäche

☺ Anti-Diabetes

☺ Anti-Bluthochdruck

☺ Anti-Alkohol

☺ Anti-Erkältung

☺ Und, und…

Die Frage ist eher, was können diese vier Gewürze nicht?

Denn wer diese vier Gewürze zusammen in großen Mengen beim Kochen benutzt, kann sicher sein, dass er sich, seinen Körper und seine Psyche vor vielen Krankheiten schützt.

Krankheiten wie...

☹ Depressionen

☹ Erkältungen

☹ Halsschmerzen

☹ Diabetes

☹ Bluthochdruck

☹ Entzündungen

☹ Kopfschmerzen

☹ Migräne

...werden Vergangenheit und auch chronische Entzündungskrankheiten, wie Krebs, werden damit sehr effizient bekämpft.

Am besten versuchst du mehrmals in der Woche diese vier Gewürze roh und frisch zu essen. Sehr, wirklich sehr wirksam gegen Hochbludruck, Diabetes und Krebs ist es, wenn man sie in eine Schüssel mit Zitronensaft und Öl einlegt und jeden Morgen davon isst. Du wirst erstaunt sein, wie schnell du wieder gesund wirst und wie gut du Fett verbrennst und dass du dich sehr wohlfühlst.

> ## Diese vier Gewürze sollten NIE MEHR in deiner Küche fehlen. Sie können in allen Gerichten verwendet werden, sogar in Kuchen und Getränken!

Zwiebeln regen die Verdauungsdrüsen an und bauen die Darmflora auf. Knoblauch ist sehr wichtig für den Körper. Knoblauch kann sehr viel, das wussten die Menschen schon vor tausenden von Jahren. In Afrika wird der Knoblauch sogar als „Dopingmittel" bezeichnet. Zusammengemischt mit Zwiebel und Ingwer hilft er sehr gut beim Abnehmen. Chilischoten sind ein hervorragendes Mittel gegen viele chronische Krankheiten.

7.10.1 Ingwer, der Alles-Könner: Das magische all-round Medikament

In Westafrika und in der Karibik nutzt man die gesunde Kraft des Ingwers seit mehr als 3000 Jahren, besonders in Westafrika. Erst vor einigen Jahren entdeckte die moderne Medizin die Kraft des Ingwers, aber die Pharmaindustrie ist die Gewinnerin dieser Erkenntnisse und nicht die Menschen, denen man nicht richtig und klar erklärt, wie und was sie mit Ingwer erreichen können.

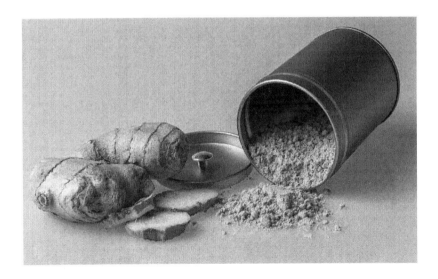

> ## Dank Ingwer bin ich kaum krank, bzw. beseitige Krankheiten sofort, wenn sie entstehen.

Der Geruch des Ingwers ist aromatisch, der Geschmack brennend scharf und würzig. Wesentliche Bestandteile sind dabei ein ätherisches Öl, Harzsäuren und neutrales Harz sowie Gingerol, eine scharf aromatische Substanz. Das Gingerol verleiht dem Ingwer die Schärfe. Weiter enthält Ingwer Zingiberen, Zingiberol, und Diarylheptanoide. Außerdem enthalten die Ingwerwurzeln auch die verdauungsfördernden, magenstärkenden, appetit- und kreislaufanregenden Stoffe Borneol, Cineol, die Scharfstoffe Shoagol und Zingeron sowie Vitamin C, Magnesium, Eisen, Calcium, Kalium, Natrium und Phosphor.

Der Ingwer ist leicht scharf, wenn man ihn frisch isst und sehr würzig im Essen. Die Ingwerwurzeln regen den Appetit und den Kreislauf an, stärken den Magen und fördern die Verdauung, sie sind antibakteriell, fördern die Durchblutung, steigern die Produktion des Gallensaftes und bauen Fett im Körper ab.

Ingwer verhindert Übelkeit und Erbrechen bei Menschen, die anfällig für Seekrankheit sind und bei schwangeren Frauen. Er wird vor allem in den ersten Monaten der Schwangerschaft empfohlen, weil er keine Nebenwirkungen hat.

Ingwer ist entzündungshemmend und schmerzlindernd. Er wird empfohlen gegen Arthritis, Arthrose, Fibromyalgie oder chronische Müdigkeit.

Ingwer beseitigt Magen-Darm- und Verdauungsprobleme: Blähungen, Gastritis, Magengeschwüre, Durchfall usw. Er dient auch als Schutz für den Magen und ist dadurch sehr effizient, um Nebenwirkungen durch Alkohol und Drogen zu lindern oder gar zu beseitigen.

Ingwer ist eine ideale Ergänzung und hilfreiches Mittel während einer Anti-Krebs-Chemotherapie.

Ingwer wird gegen die Verschlechterung der Augen, besonders während langer Reisen mit dem Flugzeug, verwendet.

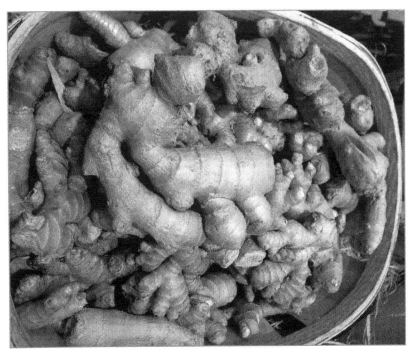

Ingwer ist das beste und effektivste Medikament überhaupt gegen Halsschmerzen. Er wird verwendet, um Infektionen und Entzündungen des Rachens zu beseitigen und ihnen vorzubeugen und ist sehr nützlich in Fällen von Verlust der Stimme. Sänger sollten ihn regelmäßig zu sich nehmen.

Lasse den Ingwer im Essen! Fett wird dadurch besser verarbeitet, er hilft dem Körper es wieder auszuscheiden oder es schneller in Muskeln zu verwandeln. Mit viel Ingwer im Essen wird weniger Fett eingelagert. Ingwer beschleunigt den Stoffwechsel und hilft somit abzunehmen.

Ingwer stimuliert die Libido: Ingwer ist ein natürliches Aphrodisiakum.

Ingwer hilft bei Herz-Kreislauf-Krankheiten.

Ingwer lässt Herpes nach spätestens 48 Stunden verschwinden.

Ingwer wirkt gegen depressive Stimmungen und psychische Krankheiten.

Ingwer, und noch besser Knoblauch, lassen den Alkoholgehalt im Blut langsamer steigen oder können sogar die alkoholisierende Wirkung beseitigen (bei kleiner Menge Alkohol).

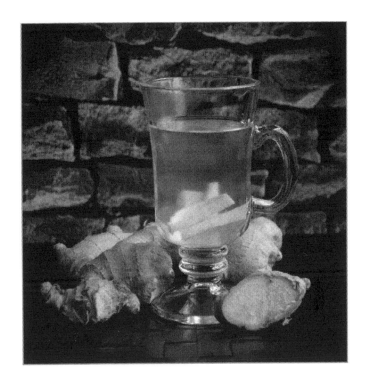

Wie verwendest du Ingwer?

Ingwer kann auf viele Arten verzehrt oder angewendet werden:

☺ Am besten roh, wenn man ihn als Medikament nehmen will.

☺ Als Gewürz im Essen.

☺ Als Tee und Getränke in verschiedenen Variationen.

☺ Als frischer Saft, auch mit anderen Säften wie Apfel- oder Ananassaft gemischt.

☺ Direkt bei Verbrennung oder Herpes auf die Haut auftragen.

7.10.2 Zwiebeln

Zwiebeln sind reich an Vitaminen, Mineralien und Spurenelementen (Vitamine A, B und C, Natrium, Calcium, Kalium, Magnesium, Silizium, Schwefel, Phosphor, Iod, Eisen etc.).

Zwiebel ist ein starkes antiseptisches Mittel.

Zwiebel und Zwiebelsaft lösen Harnsäure auf, stärken das Herz, regen die Leber und die Bauchspeicheldrüse an, wirken gegen Diabetes, Bluthochdruck, Bronchitis, Infektionen, Geschwüre, Tuberkulose, Halsschmerzen, Erkältungen, Grippe, Fett, Sklerose, Geschlechtsdrüsen.

Zwiebelsaft ist sehr gut für die Augen. Ein paar Tropfen in den Augen reinigt sie und eliminiert schädigende Parasiten und Tierchen.

Was Zwiebel noch kann, siehst du auch bei Ingwer.

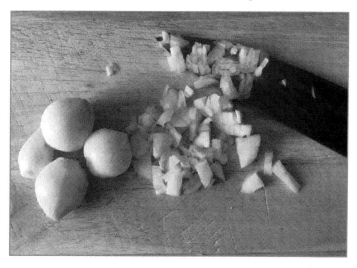

7.10.3 Knoblauch

Wegen des enthaltenen Schwefels verbessert Knoblauch die Leber. Er ist ein stark antiseptisches Mittel und sehr gut für die Atemwege.

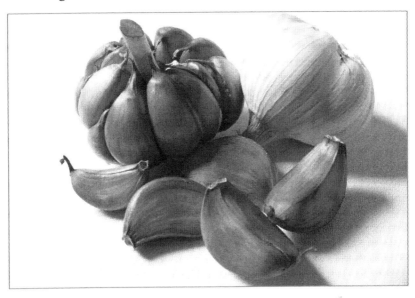

Roh gegessen ist er gut für Diabetiker und Hypertoniker. Er bekämpft Krebs und fördert die Verdauung.

Knoblauch kann man als Dopingmittel benutzen. Sein Saft ins Blut gespritzt lässt Sportler bessere Leistungen erreichen (Geheimtipp! Bitte nicht testen, sonst könntest du bei einer Kontrolle als Dopingsünder gelten). Du kannst dich aber bei Wettkampf-Vorbereitungen einer Knoblauch-Kur unterziehen. Du wirst über deine Leistungen staunen. Alles natürlich!

Was Knoblauch noch kann, siehst du auch bei Ingwer.

7.10.4 Scharfe Chilischoten: Geheime und wirksame Waffen, um abzunehmen, Krankheiten abzuwehren und gesund zu bleiben

Scharfes greift scharf an

Zwei Sorten Chili, die in Afrika viel benutzt und als starke Medizin angewendet werden, sind die Habaneros in verschiedenen Arten und die afrikanischen Bird's Eye Chilis.

Mein Naturmediziner in Kamerun stufte die scharfen Pflanzen als hervorragendes Mittel gegen viele chronische Krankheiten ein. Er pries afrikanische scharfe Chilis und meinte, dass es den Europäern gesundheitlich noch viel besser gehen würde, wenn sie nur scharf essen würden. Der Körper würde viele chronische Krankheiten von allein abwenden. Die scharfe und heilende Wirkung von Chilischoten hat mit dem enthaltenen Wirkstoff Capsaicin zu tun.

Capsaicin ist ein starkes Antioxidans. Durch sehr effektive Neutralisierung der freien Radikalen verhindert es Entzündungen im Körper.

Scharfe Chilischoten gegen Krebs

Dieser Mediziner in Kamerun benutzte also Chili, um Krebs zu bekämpfen oder um seine Ausbreitung zu stoppen. Besonders Männer mit Prostata-Beschwerden und Prostatakrebs waren regelmäßige Kunden für seine Chili-Therapie.

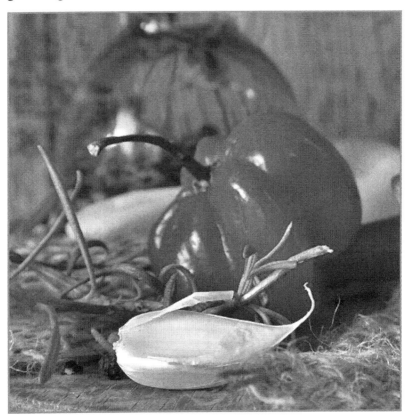

Wissenschaftliche Studien gehen in die gleiche Richtung und belegen, dass frische Chilischoten eine Anti-Krebs-Wirkung haben. Sie hemmen das Wachstum von Krebszellen und schützen die Zellen vor Krebs. Sie aktivieren das Selbstmordprogramm der

Krebszellen, die sogenannte Apoptose, und dadurch wachsen die kranken Zellen nicht mehr, sondern sterben einfach ab. Metastasen werden so ebenfalls verhindert.

Eine Studie, veröffentlicht im Dezember 2008 von Forschern der *University of Pittsburgh School of Medicine*, belegt, dass Capsaicin auch ein Mittel gegen Pankreaskrebs ist. Sie stellten fest, dass Capsaicin Krebszellen programmiert, um diese dann letztendlich zu töten.

Auch gegen Brustkrebs helfen scharfe Pfeffer, wie die Forscher vom *Changhua Christian Hospital* in Changhua, Taiwan in einer Studie von Oktober 2011 berichteten. Wie www.zentrum-der-gesundheit.de/capsaicin-ia.html schreibt, greifen auch hier die scharfen Chilis die Krebszellen auf ähnliche Weise an, wie sie es bei Pankreaskrebs tun:

„Wenn Brustkrebs nämlich plötzlich nicht mehr auf eine Chemotherapie oder Bestrahlung anspricht, dann ist das häufig ein Zeichen einer nicht mehr funktionierenden Caspase-3. Caspase-3 ist ein Enzym, das – gemeinsam mit anderen Enzymen – erkennt, wenn eine Zelle sehr krank, sehr alt oder auch irreparabel beschädigt ist. Caspase-3 organisiert in einem solchen Fall den Tod dieser Zelle.

Bleibt die Caspase-3 inaktiv, dann sterben die Zellen nicht mehr – ganz egal wie krank oder wie beschädigt sie sind. In Krebszellen ist Caspase-3 nicht mehr aktiv. Daher können sie sich immer weiter vermehren und schließlich Tumore sowie Metastasen bilden.

*Capsaicin durchbricht diesen Kreislauf. Es verhindert das Zell-
wachstum auch in solchen Zellen, die über keine Caspase-3
mehr verfügen und löst deren Selbstmordprogramm aus."*

Darüber hinaus enthalten Habaneros erhebliche Mengen an Vitamin C und Vitamin A, beide wirken antioxidantisch und können
so das Risiko von Krebs durch Hemmung der DNA-
schädigenden Auswirkungen der freien Radikalen verringern.

Schon ein kleines Stück Chilischote im Essen reicht, um die Tagesdosis an Vitamin C zu erreichen.

Hier sind die wichtigsten gesunden Eigenschaften von Chilischoten:

☺ Sie sind reich an Vitamin C und A und sind hervorragende
Antioxidantien und harte Gegner von freien Radikalen. So
schützen sie den Körper vor Schaden. Je schärfer die natürliche Pflanze ist, desto gesünder ist sie. Aber dennoch sollte
man sie beim Essen nicht überdosieren.

☺ Sie regulieren den Blutzucker.

☺ Sie sind sexuelle Scharfmacher. Sie stärken die Potenz und die Libido.

☺ Sie regen den Stoffwechsel an, lassen Körperfett schmelzen und helfen somit bei der Gewichtsreduktion.

☺ Sie senken den Cholesterinspiegel.

☺ Sie sind entzündungshemmend.

☺ Sie verdünnen das Blut.

☺ Sie schützen Magen und Magenschleimhaut.

☺ Sie werden in Afrika auch benutzt, um Depressionen zu bekämpfen.

☺ Sie schützen die Leber.

Nicht alles, was scharf ist, hilft. Gerade frische Chilis sind besonders geeignet. Paprikapulver – besonders, wenn es nicht Bio ist – hilft weniger und kann sogar wegen der enthaltenen Gifte (Pestizide) krebsfördern sein.

Abnehmen mit Chilischoten

Die scharfen Habanero Chilischoten können drei wichtige Funktionen beim Abnehmen erfüllen: Fettverbrennung, Appetithemmung und Erhöhung des Energieverbrauchs. Das macht sie zu super Lebensmitteln, um das Gewicht zu bekämpfen, das gewünschte Gewicht auch zu halten und gesund zu bleiben. Die Schärfe wird durch den Stoff Capsaicin verursacht. Der Stoff hebt die Körpertemperatur an, kurbelt so richtig den Stoffwechsel an, erhöht den Energieverbrauch. All das führt zu einer starken und schnellen Fettverbrennung. Chilischoten hemmen auch den Appetit, wie Forscher in einer Studie mit dem Titel „Sensory and gastrointestinal satiety effects of capsaicin on food intake" feststellten.

Die Habaneros helfen nicht nur abzunehmen, sondern auch das Gewicht nach einer Diät zu halten und kein Kilo mehr zuzulegen. Dies bestätigten Forscher der *Maastricht University* in einer Studie, die unter dem Namen „Effet of capsaicin on Substrate Oxydation and weight maintenance after modest body-weight loss in human subjects" 2003 veröffentlicht wurde.

Viele Chilis sind geruchlos, die Habaneros nicht. Sie haben einen scharfen und leckeren Geruch, der alle Gerichte aromatisiert. Du findest sie in vielen gut sortierten Lebensmittelläden, in allen Afro- und Asia-Shops. Eine Packung kostet ca. 2-3 € und enthält mehrere Stücke. Für eine Person reicht ein Viertel eines Stücks pro Gericht, klein zerkleinert und nach oder während des Kochens dem Essen beigemischt. Lieber mit einer kleinen Menge anfangen, damit der Körper sich daran gewöhnt, und erst dann die Dosis erhöhen. Du kannst eine größere Menge mit Öl pürieren und in den Kühlschrank stellen. So kannst du bei der Zubereitung des Gerichtes immer schon das leckere Scharfe parat haben. Wenn du noch Fragen und Ideen hast, schreib mir einfach. Ich bin für dich da.

7.11 Kräuter und Gewürze sind wirksamste Nährstofflieferanten für DAINU-VEGAN – sie sind wahre Medikamente!

Kräuter und Gewürze sind viel wichtiger und besser als Gemüse. Seit jeher zählen Kräuter und Gewürze zu den Grundpfeilern der afrikanischen Naturheilkunde. Während in Europa, bzw. in den westlichen Ländern, die Menschen Gesundheit stärker mit Gemüse verbinden, verbinden Menschen in Afrika Gesundheit und Krankheitsbekämpfung mit Kräutern und Gewürzen.

Kräuter und Gewürze werden in der Küche Afrikas in großen Mengen eingesetzt. Es gibt Gerichte, bei denen man zusammen über 30 verschiedene Kräuter und Gewürze benutzt. Diese werden zum Beispiel für Frauen vor und nach der Geburt, für Kranke, für Kinder zubereitet, und man sieht schnell die helfende Wirkung.

In meinem Coaching empfehle ich meinen Klienten viele Kräuter und Gewürze zu benutzen. Sehr schnell merken sie, dass es ihnen viel besser geht und bestimmte körperliche und psychische Beschwerden ganz von allein verschwinden. Du kannst so viel Gemüse essen wie du willst. Ohne Gewürze und Kräuter wirst du nicht so gesund sein wie du es erhoffst. Denn das gute

Gemüse ist zwar gesund, aber seine heilende und vorbeugende Kraft ist sehr limitiert.

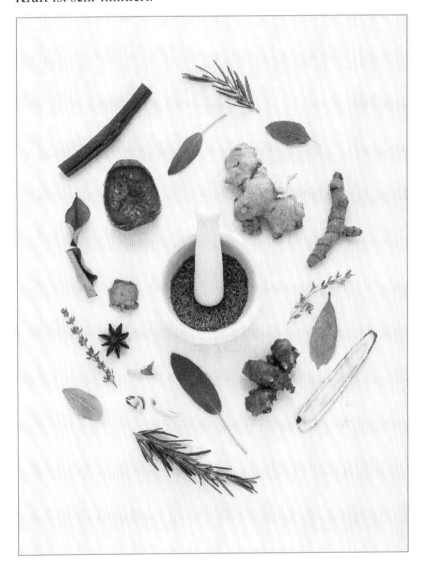

> Kräuter sind hervorragende natürliche Fettverbrenner, sie enthalten viele Vitamine und ätherische Öle, kurbeln den Stoffwechsel an und regen so die Fettverbrennung an. Ihre Pflanzenstoffe wirken straffend auf das Bindegewebe.

Soweit möglich, sollten die Gewürze und Kräuter immer frisch oder auch getrocknet und im ursprünglichen, ganzen Zustand besorgt werden. Vor Verwendung sollen sie zerkleinert oder püriert werden. Vermeide fertige billige Gewürzmischungen aus dem Supermarkt. Sie enthalten oft Chemikalien und Zusatzstoffe.

Neben den Power-Gewürzen Zwiebel, Knoblauch und vor allem Ingwer, die nie mehr von deinem Teller verschwinden sollten, gibt es auch sehr gute heilende Kräuter, die uns allen geläufig sind:

Petersilie: diuretisch, hilft dem Verdauungsapparat, wirkt kontraktionsfördernd auf die Gebärmutter, potenzsteigernd und fördert die Lust, macht Frauen feuchter.

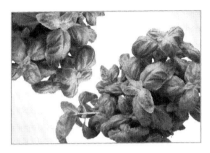

Basilikum: antidepressiv, antiphlogistisch, gegen Blähung, Fieber (fiebersenkend), Erbrechen, Juckreiz, schleimlösend.

Lauch: gut für die Entschlackung, Darmsanierung, wirkt der Bildung von Nierensteinen entgegen, beschleunigt den Gallenfluss, gegen Bronchialerkrankungen.

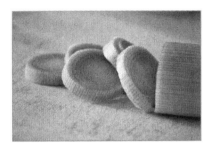

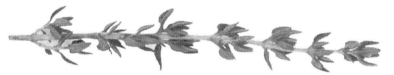

Thymian: gegen Anämien, gegen Infektionen, hat eine desinfizierende Wirkung, gegen Erkältungen in der Anfangsphase, Entzündungen im Mund- und Halsbereich, gegen Halsschmerzen, fiebersenkend, beruhigend, geruchsmindernd.

Artischocke, sehr starke Heilpflanze: gegen Verdauungsbeschwerden, Übelkeit, Blähungen, Durchfall, Verstopfung, regt die Produktion der Gallensäure an, regt die Entlastung der Leber an, senkt die Cholesterinwerte, steigert die Potenz.

Rosmarin: gegen Rheuma und Gicht, Kopfschmerzen, Erschöpfung, Depression, hat auch eine blutsteigernde Wirkung und ist bei Hypotonie geeignet, wirkt auf den Verdauungsapparat.

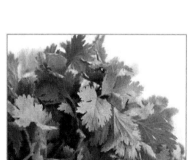

Koriander: gegen Kopfschmerzen, Migräne, Mundgeruch, Blasenbeschwerden, fördert die Verdauung und hilft bei Darmträgheit und Verstopfung.

Oregano: antibakteriell, Antibiotikum, Entgiftung des Körpers durch Vergiftung, z.B. durch Amalgam-Plomben der Zähne, hilft gegen Übelkeit, Menstruationsbeschwerden, Schlafstörungen.

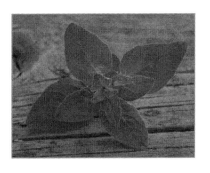

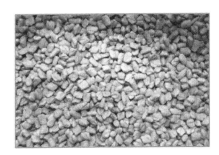

Bockshornklee: hilft gegen Bluthochdruck, erhöhte Blutfettwerte, Husten, ist schleimlösend.

Anis: gegen Blähungen, Bauchkrämpfe, Darmbeschwerden.

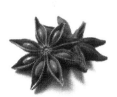

253

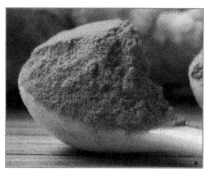

Kurkuma oder auch Gelbwurz: regt den Stoffwechsel an, gegen Entzündungen, Darmprobleme, Sodbrennen, Darmkrämpfe, Blähungen, Cholesterin.

Schwarzkümmel: stimuliert das Immunsystem, gegen Entzündungen, fördert eine gute Verdauung, harntreibend.

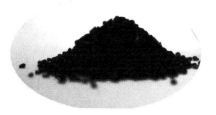

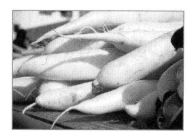

Meerrettich: gegen Infektion der Atemwege, Gicht und Rheuma.

Kreuzkümmel: entgiftet den Körper, reinigt das Blut, gegen Krämpfe.

Kresse: gut für Leber, gegen Diabetes, Asthma, Bronchitis, Abwehrschwäche, wirkt harntreibend, magenstärkend und schleimlösend, wirkt gegen Gicht und Vitaminmangelkrankheiten.

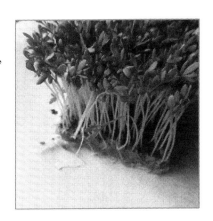

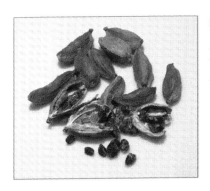

Kardamom: schleimlösende Wirkung, gegen Asthma und Husten.

255

7.12 Pflanzliche Tropenlebensmittel, die den gesamten Nährstoffbedarf komplett decken

Diese folgenden Lebensmittel beseitigen Mangelerscheinungen besser als alle tierischen Produkte und noch dazu besitzen sie starke Heilkraft.

Sie sind ein wahres Meer von Proteinen, Vitaminen Mineralstoffen, Fetten aller Art, in besten Zusammensetzungen.

Mit diesen Lebensmitteln sind Mangelerscheinungen ausgeschlossen und sie fördern die Gesundheit, lassen Fett schmelzen bzw. nicht entstehen, bauen Muskeln auf, ohne dass man sich besonders sportlich betätigen muss, sie pflegen die Psyche und sind eine Ursache, warum viele Menschen in Afrika Leiden wie Kopfschmerzen, Migräne, Magen-Darm-Probleme, Glieder- und Rückenschmerzen nicht kennen.

Viele dieser Lebensmittel sind in Asia- und Afro-Shops zu bekommen, die es in fast allen Städten gibt. Sonst kann man alles auch online bestellen oder in gut sortierten Lebensmittelläden finden.

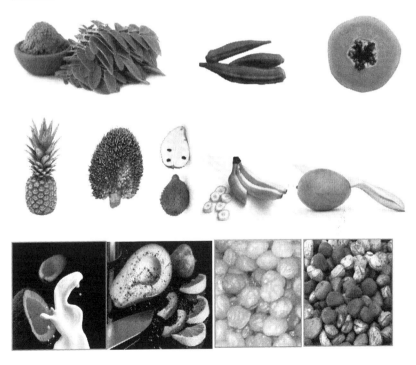

7.12.1 Moringabaum (*Moringa oleifera*): Die nährstoffreichste Pflanze der Welt, in Kamerun als „mother's best friend" oder „Baum des Lebens" bekannt, heilt viele Krankheiten

Ich werde darüber ausführlicher in dem kommenden Buch „Gesund und vital: Heilkraft aus den Tropen" berichten.

> Dieser Baum scheint weltweit eine der wertvollsten Pflanzen und Lebensmittel für unsere Gesundheit zu sein.

In Kamerun isst man fast alles an diesem Baum (Blätter, Rinde, Samen, Blüten, Schoten usw.). Ich habe lange gebraucht, um den wissenschaftlichen Namen dieser Pflanze zu kennen, denn in Kamerun nennt man sie einfach nur „Stirb-nicht-Pflanze, Mutters bester Freund, Baum des Lebens" usw. Ich wusste, dass der Baum ein Wunderbaum ist, ohne genau zu wissen warum. Erst als ich mehr darüber erfahren wollte und intensiv alle Pflanzen in

Kamerun studierte, fand ich den Namen und war nicht überrascht, dass es weltweit schon wissenschaftliche Literatur und Studien darüber gab.

In Kamerun benutzt man Moringa, um viele Krankheiten zu behandeln, wie

- ☹ Anämie
- ☹ Krebs
- ☹ Mutter- und Kindersterblichkeit
- ☹ Diabetes
- ☹ Hautkrankheiten
- ☹ Entzündungen
- ☹ Wundheilung
- ☹ Herz-Kreislauf-Erkrankungen
- ☹ Rheuma
- ☹ Demenz
- ☹ Parkinson
- ☹ AIDS
- ☹ Augen- und Zahnkrankheiten
- ☹ Impotenz
- ☹ Bronchitis
- ☹ Fieber
- ☹ brüchige Knochen
- ☹ Unterernährung
- ☹ Durchfall
- ☹ Magenschmerzen
- ☹ Pilzinfektionen
- ☹ kranke Darmflora und viele mehr

Weiterhin kann Moringa verwendet werden, um Wasser durch die Zerstörung von 90 bis 99% der Bakterien zu reinigen. Seine Samen enthalten 40% Öl. Dieses Öl ist wertvoller als Olivenöl.

Moringa ist ein top Bio-Futtermittel für Tiere und ein hervorragendes Düngemittel.

Moringa besitzt einen enorm hohen Gehalt an Nährstoffen, Vitaminen und Mineralstoffen und hat ein extremes und außergewöhnliches antioxidatives Potential.

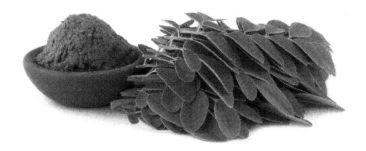

„Die Kombination und Zusammensetzung der Vitalstoffe ist sehr konzentriert, ausgewogen und einzigartig unter allen bekannten Pflanzen" ist zu lesen auf http://www.moringafarm.eu/.

Laut dieser Seite enthält der Moringabaum:

☺ 14 Vitamine

☺ 13 Mineralien

☺ 8 essenzielle Aminosäuren

☺ 10 nicht essenzielle Aminosäuren

☺ Omega-3, -6 und -9 Fettsäuren

☺ sekundäre Pflanzenstoffe

☺ über 46 Antioxidantien

☺ Zeatin, Salvestrole und Chlorophyll

Auf der Seite ist weiterhin zu lesen:

„…Vergleichsergebnisse von Moringa Blattpulver zu 1058 Lebensmitteln, basierend auf der Grundlage des Ernährungs-Informations-Systems der Universität Hohenheim:

100 Gramm Blattpulver aus Moringa oleifera enthalten im Vergleich:

☺ 17 x so viel Calcium wie 3,5%ige Kuhmilch

☺ 1,3 x mehr essentielle Aminosäuren als Eier

☺ 6 x mehr Alpha-Linolensäure als Linolsäure

☺ 1,9 x mehr Ballaststoffe als Vollkornweizen

☺ 8,8 x mehr Eisen als ein Rinderfilet (Lende)

☺ 6 x mehr herzschützende Polyphenole als Rotwein

☺ 4,7 x mehr Folsäure als Rinderleber

☺ 4,5 x mehr Vitamin E als Weizenkeimlinge

☺ 1,5 x mehr Zink als ein Schweineschnitzel

☺ etwa so viel Vitamin C wie ein Obstsalat

☺ 7 x mehr Magnesium als Garnelen

☺ 37 x mehr antioxidative Wirkung als Weintrauben

☺ 6,9 x mehr Vitamin B1 und B2 als Hefe

☺ 3 x mehr Kalium als Bananen

☺ bis 3 x mehr augenschützendes Lutein als Grünkohl

☺ 4 x mehr Vitamin A als Karotten

☺ sehr hohe Anteile an ungesättigten Fettsäuren (Omega 3, 6 und 9)

☺ des Weiteren sehr große Mengen an natürlichem Chlorophyll"

☺ und Vitamin B12 als Cobalamin mit 1,4 Mikrogramm pro 100 Gramm

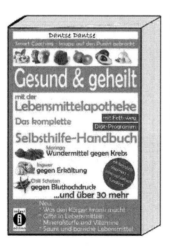

Mehr über die Wunder dieses Lebensmittels kannst du in meinem Buch „Gesund & geheilt mit der Lebensmittelapotheke: Fit, vital und jung ohne Medikamente" lesen (ISBN 978-3-946551-16-4).

7.12.2 Okra, ein weiteres Wunder- (Heil-) Lebensmittel, Quelle vieler Vitamine und Mineralstoffe

„ Wer sich regelmäßig Okraschoten schmecken lässt, tut seinem Darm offenbar einen großen Gefallen. Das grüne Gemüse aus Afrika ist auf dem Vormarsch nach Europa. Dabei bewährt es sich nicht nur als wandelbare Zutat in der Küche, sondern entfaltet als geschätzte Heilpflanze auch seine gesundheitsfördernden Kräfte. "
www.zentrum-der-gesundheit.de

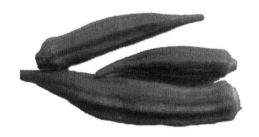

In Afrika ist Okra mehr als ein normales Lebensmittel, es ist ein starkes Antioxidationsmittel (Medizin).

Okra hilft bei

- ☹ Darmproblemen
- ☹ Diabetes
- ☹ schmerzhafter Regel
- ☹ Entzündungen in Mund und Rachen
- ☹ Asthma
- ☹ Erkältung
- ☹ Fieber

- ☹ Impotenz
- ☹ trockener Scheide
- ☹ Lustlosigkeit
- ☹ Depression
- ☹ schwachem Herzmuskel
- ☹ Krebs
- ☹ und vielem mehr

Nährwerte Okra

Nährwert	Pro 100g	Tagesbedarf eines Erwachsenen
Energie	81 kJ	19 kcal
Ballaststoffe	4,9 g	30 g
Fett	0,2 g	max. 60 g
Kohlenhydrate	2,2 g	k.A.
Proteine	2,1 g	70 g
Beta-Carotin	394 µg	800 µg
Vitamin C	36 mg	60 mg
Magnesium	38 mg	250-500 mg
Calcium	64 mg	800 mg
Eisen	653 µg	15 mg
Phosphor	75 mg	1000 mg

Nährwertangaben für Okra laut DGE (Deutsche Gesellschaft für Ernährung)

Dazu kommen die Vitamine B2, B3, B6, B9 und Kupfer.

Die Krönung ist, dass Okraschoten Schlankmacher par excellence sind! Nur wenige Gramm Okra binden schon im Darm Cholesterin, Giftstoffe, Fette und Mikroorganismen. Sie normalisieren unser Sättigungsgefühl, bekämpfen sehr erfolgreich den Heißhunger und wirken somit dem Übergewicht entgegen.

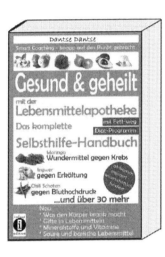

Mehr über die Wunder dieses Lebensmittels kannst du in meinem Buch „Gesund & geheilt mit der Lebensmittelapotheke: Fit, vital und jung ohne Medikamente" lesen (ISBN 978-3-946551-16-4).

7.12.3 Djansang, Heilkerne aus Kamerun

Djansang oder Njangsa ist ein gelber Kern aus der grünen, nierenförmigen Frucht eines Baumes im Regenwald Afrikas. Er ist Nahrung und Medizin zugleich.

Das *United States Department of Agriculture* (USDA) und das Nationale Institut für Ernährung und Landwirtschaft der USA (NIFA) haben 2013 eine Studie über diesen Kern veranlasst, die zeigt, wie wichtig er für die Gesundheit ist.

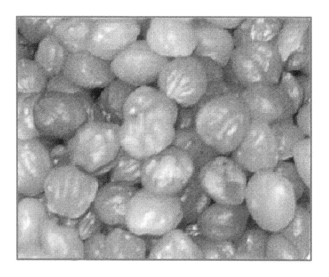

Njangsa Kernöl ist reich an mehrfach ungesättigten Fettsäuren und Djansang ist reich an Calcium, Magnesium, Eisen, Chlor, Phosphor, Kalium. Wie der Samen enthält das Öl Vitamin E und

A, Proteine, Kohlenhydrate. Das Öl hat eine natürlich heilende und lindernde Wirkung für die Haut bei Verbrennungen. Es bietet auch Schutz gegen Sonnenbrand. Den Wert dieses Öls haben Kosmetikfirmen erkannt und benutzen es in zahlreichen Cremes. Die Frauen in Kamerun benutzen dieses Öl, um eine elastische und faltenfrei Haut zu haben.

Geröstet und zu einer Paste gemahlen werden die Samen auch verwendet, um eine köstliche Sauce, erinnernd an Erdnusssauce, zu machen. Man kann aber die Kerne auch einfach so pürieren und Saucen damit verfeinern. Die Blätter und Rinde von Djansang werden benutzt, um zahlreiche Krankheiten zu heilen oder ihnen vorzubeugen:

☹ Husten

☹ Malaria

☹ Gelbfieber

☹ Magenschmerzen

☹ Durchfall

☹ Rheuma

☹ Schlaflosigkeit

☹ Herz-Kreislauf-Krankheiten

☹ Entzündungen im Körper

☹ Augenentzündungen

☹ Unfruchtbarkeit bei Frauen

> Djansang ist ein sehr starkes Antioxidans gegen freie Radikale, beugt Entzündungen im Körper vor und hilft sehr dabei, dass Fett aus dem Essen sich nicht im Körper einlagert.

Djansang wird auch als natürliche Antibaby-Pille benutzt, es verbessert die Qualität der Muttermilch und stärkt die sexuelle Lust und Potenz bei Frau und Mann.

Djansang enthält Lupeol. Lupeol ist ein sekundärer Pflanzenstoff, der zu den pentacyclischen Triterpenen gehört und zugleich zur Gruppe der Alkohole zählt. Lupeol ist seit mehr als hundert Jahren bekannt und ist als potentiell leicht verfügbares Malaria- und Krebsmittel mit geringer Toxizität für die medizinische Forschung von Interesse. Es soll das Wachstum der Tumorzellen hemmen. Durch das Lupeol wirkt Djansang auch antimikrobiell.

Djangsang-Kerne kann man in den meisten Afro-Shops kaufen oder im Internet. Achtung vor Pulver, es enthält oft Beimischungen. Am besten kauft man die Kerne und püriert sie selbst. Dann fügt man ein bisschen Olivenöl hinzu, lässt das Ganze ein paar Tage stehen und filtert es dann. Das Öl benutzt man auch für die Haut. Du wirst nach einiger Zeit erstaunliche Ergebnisse erleben.

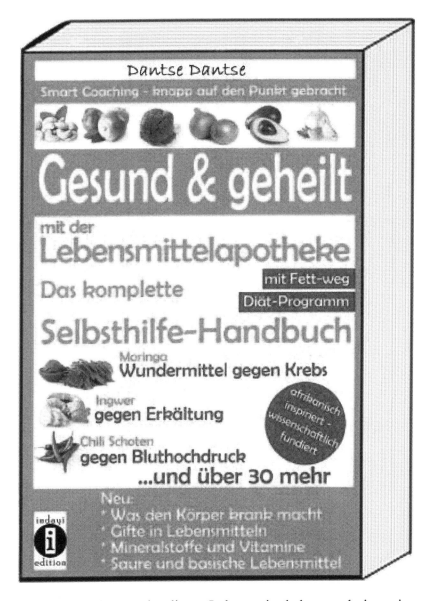

Mehr über die Wunder dieses Lebensmittels kannst du in meinem Buch „Gesund & geheilt mit der Lebensmittelapotheke: Fit, vital und jung ohne Medikamente" lesen (ISBN 978-3-946551-16-4).

7.12.4 Palmöl

„Das Rote Palmöl gilt als wahrer Nährstoff-Pool. Neben seiner ausgezeichneten Fettsäuren-Zusammensetzung enthält es auch Phytosterole, Flavonoide, Phenolsäuren, Glycolipide, Vitamin K, Q-10 und Squalen.

Zudem ist es DIE Quelle für Vitamin E, denn es besitzt alle vier Tocotrienole, deren enorme antioxidative Aktivität bis zu 60 Mal höher ist als jene von normalem Vitamin E. In Verbindung mit seinem Beta-Carotin, Alpha-Carotin, Lycopin sowie weiteren 20 Carotinen ist es ein ausgezeichnetes antioxidatives Lebensmittel, das Zähne und Zahnfleisch vor den Angriffen freier Radikale schützt. " www.zentrum-der-gesundheit.de

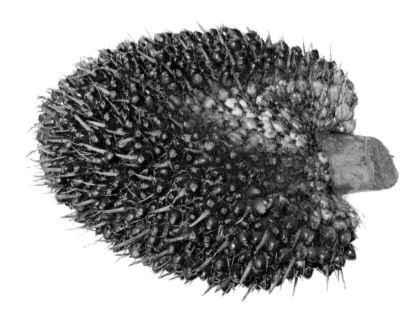

Hier sind einige unverwechselbare Vorteile von Palmöl

☺ Es ist sehr starkes Antioxidans (40 bis 60 Mal stärker als Tocopherole)

☺ Es hilft Fettansammlungen in den Arterien zu beseitigen

☺ Es kann das Wachstum von Krebszellen (insbesondere bei Brustkrebs) unterdrücken

☺ Es bekämpft Osteoporose

☺ Es reduziert das „schlechte" LDL-Cholesterin

☺ Es schützt die Haut vor Sonnenstrahlung (UV-Strahlen) und macht die Haut elastischer

☺ Es stärkt unser Immunsystem

☺ Es heilt Zahnschmerzen und beugt Karies vor

☺ Es verlangsamt den Alterungsprozess

Für Veganer, deren Blut zu dünn ist und die Vernarbungsprobleme haben, die aber das Vitamin K2 nicht über tierische Lebensmittel aufnehmen wollen, ist Palmöl sehr wichtig und die richtige Quelle.

Dass Rotes Palmöl aus ökologischen Gründen bedenklich sei, ist sehr falsch, da ich in Kamerun selbst Palmöl hergestellt habe. Palmöl ist das auf natürlichste Weise gewonnene Fett der Welt, das auch einfach zu bekommen ist.

Palmöl ist wegen der Menschen in Verruf gekommen. Das Palmöl bzw. der Palmbaum sind „unschuldig" daran und Gott hat uns das Öl als Heilmittel gegeben. Die vielen Menschen, die gegen Palmöl sind und im Netz Kampagnen gegen das Öl starten, können nichts daran ändern, dass Palmöl eines der besten Naturheilmittel ist. Man soll nicht die tolle positive Wirkung dieses Öls mit dem verwechseln, was die Menschen daraus machen. Aus ideologischen Gründen wird häufig Falsches gesagt, in der Hoffnung, dass die Industrie kein Ackerland mehr nehmen würde, um Ölpalmen zu pflanzen, wenn die Menschen kein Palmöl mehr kaufen würden.

Diese Menschen vergessen, dass Palmöl zum Beispiel in Afrika seit Jahrtausenden das wichtigste Fett ist. Ich finde die Kampagne gegen Palmöl aus ökologischen Gründen auch doppelmoralisch, denn für die Oliven-, Kaffee oder Kakao-Plantagen werden ebenfalls Menschen umgesiedelt und viele Hektar Ackerland genommen, sonst könnte man nicht solche riesigen Mengen auf den Markt bringen.

Ja, wegen unseres Lieblingskakaos wird Raubbau an der Natur getrieben, und da wo Kakao oder Kaffee wächst, wachsen keine anderen lebenswichtigen Pflanzen mehr. Aber es gibt keine Kampagnen gegen Kaffeeplantagen, die außerdem noch wegen der weit verbreiteten Pestizide Menschen und Natur schaden. Wenn wir der Logik weiter folgen würden, müsste man gegen alles sein, was der Ökologie, den Tieren und anderen Menschen schadet. Man dürfte zum Beispiel kein Erdöl, Gas, Strom usw. mehr benutzen. Die Produktion von Erdöl bringt auf der Erde immense Schäden für Menschen, Tiere und Natur, für die wir Jahrhunderte brauchen werden, um sie zu reparieren.

Nicht gegen das Heilmittel Palmöl, das die Natur uns umsonst gegeben hat, sollte man vorgehen, sondern gegen Lebensmittelspekulanten, die gerade in den westlichen Ländern sitzen.

Schade, dass kaum Namen dieser Firmen öffentlich gemacht werden.

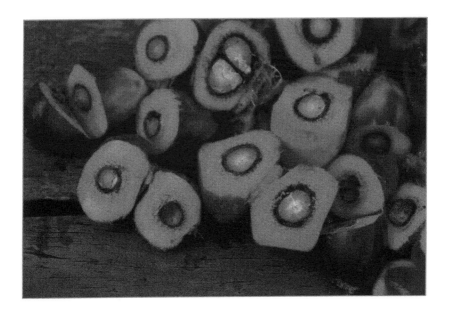

7.12.5 Kokosnuss und Kokosöl

Kokosnuss-Produkte (Kokosöl, Kokosmilch, das Fruchtfleisch) zählen aufgrund ihrer vielfältigen positiven Auswirkungen auf die Gesundheit zu den wertvollsten Lebensmitteln. Sie wirken antibakteriell, antiviral, antifungal und antiparasitär.

Kokosöl hilft beim Abnehmen und dadurch der Gesundheit, denn es wird vom Körper zur Energiegewinnung genutzt, wie Kohlenhydrate, und nicht als Fettspeicher, aber ohne Nebeneffekte, wie sie manche Kohlenhydrate haben (Erhöhung des Blutzuckerspiegels). Es ist ratsam in vielen Gerichten Milch von Tieren mit Kokosmilch zu ersetzen.

Kokosöl regt den Stoffwechsel an und verhindert erfolgreich Heißhungerattacken.

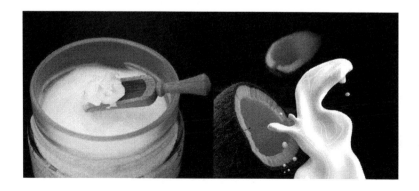

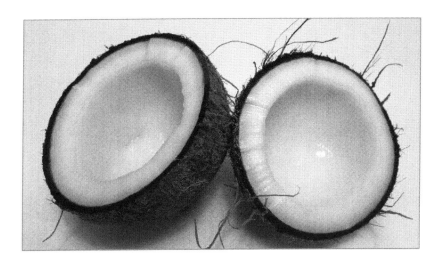

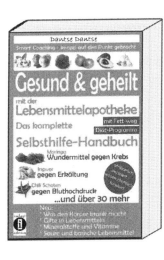

Mehr über die Wunder dieses Lebensmittels kannst du in meinem Buch „Gesund & geheilt mit der Lebensmittelapotheke: Fit, vital und jung ohne Medikamente" lesen (ISBN 978-3-946551-16-4).

7.12.6 Ananas: Gute-Laune-Frucht, ideal für Gehirn und Psyche, bei Übersäuerung und zur Bekämpfung vieler Krankheiten

Die Ananas ist nicht nur eine leckere Frucht, sie ist ein starkes Heilmittel, das unserem Körper wichtige Mineralien und Spurenelemente, wie Magnesium, Calcium, Phosphor, Kalium, Eisen, Mangan, Zink und Jod zuführt.

Ananas macht schön. In Afrika benutzten Frauen Ananas, um Falten zu bekämpfen. Ananasfruchtfleisch wird püriert und als Maske auf die Haut gelegt. So werden abgestorbene Hautzellen entfernt und die Zellen können sich erneuern.

Die tropische Gute-Laune-Frucht ist auch ein Lieferant wichtiger Vitamine, unter anderem von Beta-Carotin (Pro-Vitamin A), Biotin, Vitamin C, Vitamin E, Riboflavin, Thiamin, Niacin und vielen mehr. Frischer Ananassaft wirkt sehr positiv bei Fieber und lässt Fett schmelzen. Wegen ihres Enzyms Bromelain hilft die Ananas dem Körper Fett zu verbrennen und ihn zu entschlacken. Bromelain kann auch gegen Krankheiten, wie z.B. Krebs, helfen, sagen manche Studien. Das in der Ananas enthaltene Thiamin hilft Kohlenhydrate schneller in Energie umzuwandeln. Bromelain und Thiamin kurbeln so den Stoffwechsel an.

Ananas ist die ideale Frucht, um bei der Entsäuerung des Körpers eine wichtige Rolle zu spielen, denn sie wirkt aufgrund ihrer Mineralstoffe sehr basisch.

Ananas, gemischt mit Wasser, auf nüchternen Magen getrunken, reduziert Heißhungerattacken auf Süßes.

Auch für die Psyche und bei Stresssituationen wirkt die Ananas wahre Wunder, sie macht gute Laune, ist gut für das Gehirn und die Haut und fördert die Lust am Sex. Sie enthält natürliches Vanillin und den Neurotransmitter Serotonin und dessen Vorstufe Tryptophan, die gute Laune, gute Stimmung, Entspannung und Zufriedenheitsgefühle stimulieren, Heißhungerattacken bremsen, Zorn, Unruhe, Aggressivität, Ängsten und Nervosität entgegenwirken und außerdem euphorisierend und erotisierend wirken. Ananas ist entzündungshemmend.

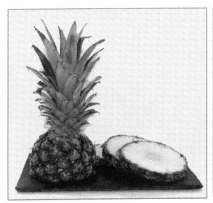
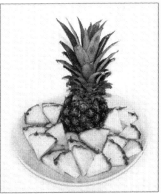

Tryptophan wird in den USA sogar als Antidepressivum, in Deutschland hingegen als mildes Schlaf- und Beruhigungsmittel angeboten. Es wurde festgestellt, dass Menschen, die Depressionen haben, einen sehr niedriger Serotoninspiegel haben.

In Afrika wird Ananas auch bei

☹ Hautproblemen

☹ Verletzungen

☹ inneren und äußeren Entzündungen

☹ Scharlach

☹ Blasenbeschwerden

☹ Nierenentzündungen

☹ Magen- und Verdauungsproblemen

☹ Muskelverspannungen und Krämpfen

☹ usw.

eingesetzt.

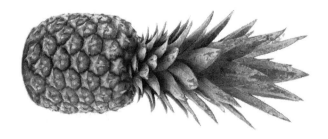

7.12.7   Papaya, die Alleskönnerin

In Kamerun, meiner Geburtsheimat, wurde Papaya nicht nur als leckere, kalorienarme Frucht gemocht, sondern auch als Arzneimittel benutzt. Internationale wissenschaftliche Studien belegen diese Erkenntnisse und dieses Wissen aus Afrika über die Wirkung der Papaya für die Gesundheit von Menschen und Tieren.

> **Man kann alles an der Papaya verwenden, die Haut der Frucht, das Fruchtfleisch, die schwarzen Kerne, die Blätter und den Saft des Baumes.**

Wegen ihres Enzyms Papain und den essentiellen Nährstoffen, die sie enthält (Magnesium, Calcium, Kalium Mangan, Eisen, Selen, Phosphor, Kupfer, Zink, Ballaststoffe), kann die Papaya gegen viele Krankheiten helfen. Magen-Darm-Beschwerden, Blähungen, Verstopfungen, Magengeschwüre, Parasiten und bauchspeicheldrüsenbedingte Verdauungsbeschwerden werden gelindert. Verantwortlich dafür sind das proteinspaltende Enzym Papain und die Ballaststoffe. Die Kerne der Papaya werden in Kamerun als Entwurmungsmittel benutzt.

Papaya hilft außerdem bei:

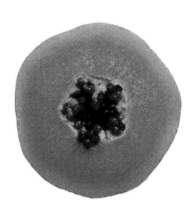

☹ Cellulite

☹ Falten und Hautproblemen

☹ Wundheilung

☹ Verbrennungen

☹ Ungesundem Sperma

☹ Entzündungen, Ödemen und Schwellungen (Papaya Blätter)

☹ Rheuma

☹ Krebszellen, wegen der enthaltenen Antioxidantien (Vitamine, Mineralien, Spurenelemente, Enzyme), die bekanntlich unsere Zellen schützen, indem sie uns vor freien Radikalen schützen

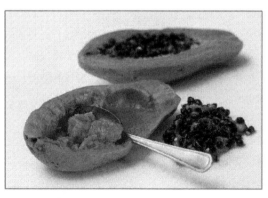

Die Papayakerne sind noch wertvoller als die Frucht selbst. Sie werden in Afrika auch als Verhütungsmittel benutzt und sind sehr wichtig für die Gesundheit von bestimmten inneren Organen, wie der Leber. Isoliertes Chymopapain wird zur Injektionsbehandlung von Bandscheibenschäden benutzt.

7.12.8 Avocado gegen Cholesterin und Leukämie

Die Avocado ist eine Frucht mit sehr gesundem, pflanzlichem Fett, die sehr wichtige Vitamine (A, E, Beta und Alpha-Carotin, Biotin) enthält.

Die Avocado verbessert die Aufnahme von fettlöslichen Nährstoffen merklich.

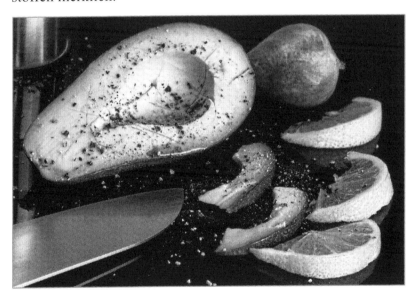

Entgegen der früheren Annahme in den westlichen Ländern, dass die Avocado wegen ihres hohen Anteils an Fett auch dick mache, zeigen viele Studien, wie zum Beispiel die im *Journal of the American Heart Association* veröffentlichte, eindeutig, dass Avocado nicht dick macht, sondern sogar den Cholesterinspiegel senkt.

Schon eine Avocado pro Tag genügt, um den Cholesterinspiegel positiv zu beeinflussen.

Was auch die Kenntnisse der Menschen in Kamerun bestätigen. In Kamerun wird eine Avocado sogar noch mit pflanzlichem Öl zubereitet, damit ihre vitalisierenden Stoffe noch schneller und stärker im Körper wirken. Die Menschen in Kamerun sind vorwiegend sportlich und muskulös.

Avocados können helfen eine seltene, aber tödliche Art der Leukämie-Erkrankung, die myeloischen Leukämie (AML), zu bekämpfen, wie eine Studie aus Kanada bestätigte. *„Die Fettmoleküle der Avocado greifen die Stammzellen der Leukämie-Erkrankung an und wir müssen ehrlich zugeben, dass es auch heutzutage nur wenige Medikamente gibt, die dazu in der Lage sind"*, so die Forscher.

Avocado wird auch genutzt, um Magen-Darm-Beschwerden zu lindern, Zähne und Knochen zu stärken und sie spielt eine Rolle beim Sehvorgang und beim Muskelaufbau, sagte mir mein Lehrer während meiner Rituallehre.

Avocadokerne sind ebenfalls ein Heilmittel. Darüber und über weitere Früchte werde ich in den kommenden Büchern „Die Heilkraft der Tropenfrüchte" und „Die Heilkraft von Lebensmitteln aus den Tropen: Gemüse, Wurzelknollen, Kräuter, Nüsse" detailliert berichten.

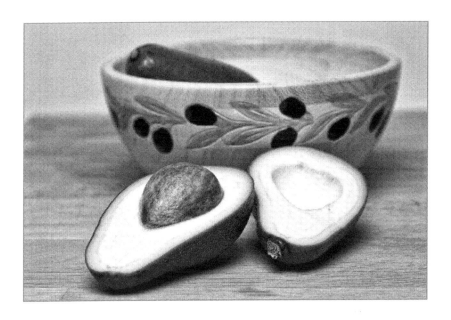

AUFPASSEN

Gezüchtete Südfrüchte haben nicht mehr die gleiche Wirksamkeit für die Gesundheit. Avocados aus Südspanien zum Beispiel sind, wie viele Südfrüchte, die von dort kommen, vitalstoffarm. Bio-Früchte garantieren die positivsten Ergebnisse.

7.12.9 Mango macht dich gesund und bekämpft das Übergewicht

Nicht-gezüchtete Mango ist ein Wunder der Natur für die Gesundheit. Sie ist die Frucht des Mangobaums aus dem Regenwald.

> **Mango ist wegen seiner hohen Konzentration an Vitamin A und Vitamin E ein perfektes natürliches Antioxidans und so bekämpft sie Entzündungen, die Krankheiten und Übergewicht fördern.**

Sie regt den Stoffwechsel an und verbrennt effektiv das Fett im Körper, dadurch unterstützt sie Menschen beim Abnehmen und beim Gewichtsverlust optimal. Durch den hohen Gehalt an Vitamin B in der Frucht werden Kohlenhydrate schneller transportiert und abgebaut, bevor diese die Figur ruinieren können, heißt es in der Literatur. Sie enthält außerdem Leptin, das den Hunger stillt.

Mango ist auch ein sehr energiereiches Nahrungsmittel und fördert im Gehirn die Produktion des Hormons GABA (ein Anti-Stresshormon). Sie senkt den Cholesterinspiegel, ist reich an

Ballaststoffen, fördert die Aktivitäten des Verdauungssystems und bekämpft auch die Entstehung von Krebs.

Afrikanische Mango — Wundermittel, um mehrere Kilos zu verlieren: DIE WUNDERSAME WIRKUNG VON POLYPHENOLEN IN DER AFRIKANISCHEN MANGO

„Polyphenole sind vielseitige pflanzliche Verbindungen (Flavone, Catechine, Tannine), die viele Krankheiten behandeln können. Die Mischung aus Polyphenolen, Vitaminen und Mineralstoffen in der afrikanischen Mango geben effektiv die Zell-Rezeptoren frei und erhöhen dadurch unsere Sensibilität gegenüber Leptin und Insulin und schützen uns vor der Produktion neuer Fettzellen. Polyphenole sind auch verantwortlich für die Erhöhung des Leptinspiegels (ein Hormon, das ins Blut abgegeben wird und dort die Nahrungsaufnahme reguliert), trotz der Einnahme einer niedrigeren Dosis von Kohlenhydraten. Darüber hinaus intensivieren die Eigenschaften der Polyphenole die Prozesse der Lipolyse. Das bedeutet, dass der Körper die angesammelten Fettreserven verwendet, um zu verhindern neue aufzubauen.“

Quelle: http://nutrinaafricanmango.de/vorteile-von-african-mango.html

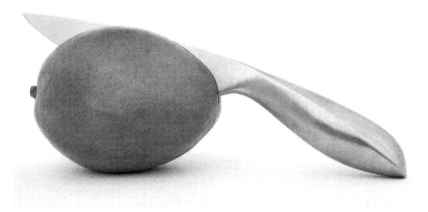

Die afrikanische Mango stimuliert die Produktion von Leptin und Adiponectin im Körper. Diese zwei Hormone regeln den Wunsch zu essen und reduzieren die Menge an Fett im Körper.

Die Fasern der Mango sind ein leistungsstarkes Abführmittel, das den Appetit unterdrückt. Die Mango sollte für dich eine wichtige Rolle in Fitness-Programmen und beim Gewichtsverlust spielen. Die afrikanische Mango kann man auch in Pulverform bekommen. Achte nur darauf, dass es 100% aus Mango ist.

Bei frischen Mangos sollte man immer die grünen und die gelben essen. Die Grünen haben mehr Vitamin C, die Gelben mehr Vitamin A.

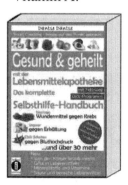

Mehr über die Wunder dieses Lebensmittels kannst du in meinem Buch „Gesund & geheilt mit der Lebensmittelapotheke: Fit, vital und jung ohne Medikamente" lesen (ISBN 978-3-946551-16-4).

7.12.10 Saba-Saba: Sauersack, Graviola, Corossol oder Stachelannone

Die Graviola-Frucht, genannt Sauersack, gilt in Kamerun nicht nur als leckere Frucht, sondern sie ist auch Medizin. Wenn sie reif ist, ist sie weich und das Fruchtfleisch schneeweiß und mehlig, wie Butter. Sie ist sehr reich an Vitaminen: Vitamin C, Vitamin B1, B2, B6.

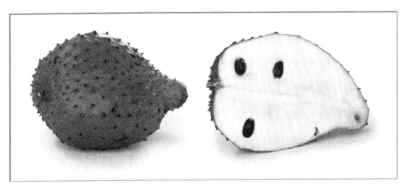

Diese Frucht ist nicht nur ein wirksames Mittel gegen Krebs (10.000 Mal stärker als die Chemotherapie), sie ist auch eine sehr gute, aber unbekannte Frucht, wenn man abnehmen will. Diese Frucht wird in Kamerun Menschen verabreicht, die übergewichtig sind, damit sie schneller Fett verbrennen und Kilos verlieren. Sie hilft gegen Durchfall, kurbelt den Stoffwechsel an, senkt den Cholesterinspiegel. Sie reinigt und heilt den Darm, regt die Verdauung an und ist ein gutes Mittel gegen Lust auf Süßes und gegen Heißhungerattacken. Sie stillt den Hunger.

Sie ist ein starkes Antioxidans, das erfolgreich verhindert, dass im Körper Entzündungen entstehen.

In Europa ist sie am einfachsten als Saft und Pulver übers Internet zu erhalten. Die Frucht hat fast alles in sich. Sie hat so viele Nährstoffe, Vitamine und Mineralstoffe, die sehr heilsam sind:

Inhaltsstoffe	Menge pro 100 Gramm
Kalorien	66 kcal
Fettgehalt	0,3 g
Gesättigte Fettsäuren	0, 1 g
Mehrfach ungesättigte Fettsäuren	0,1 g
Einfach ungesättigte Fettsäuren	0,1 g
Cholesterin	0 mg
Natrium	14 mg
Kalium	278 mg
Kohlenhydrate	17 g
- davon Zucker	14 g
Ballaststoffe	3,3 g
Protein	1 g
Vitamin A	2 IU
Vitamin C	20,6 mg
Calcium	14 mg
Vitamin D	0 IU
Vitamin B6	0,1 mg
Vitamin B12	0 µg
Magnesium	21 mg

Quellen: USDA, aus Google

Der Sauersack ist antimikrobiell. Diese Frucht wird in Afrika benutzt, um tödliche Viren-, Pilz- und bakterielle Infektionen, Parasiten und Würmer zu bekämpfen. Auch gehört sie zu den Mischungen, die Heiler Menschen geben, die an Dengue-Fieber oder Ebola erkrankt sind. Außerdem senkt die Graviola-Frucht den Blutdruck und ist ein gutes Mittel gegen Depressionen und Stress.

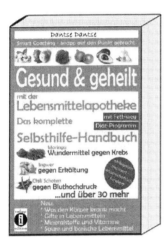

Mehr über die Wunder dieses Lebensmittels kannst du in meinem Buch „Gesund & geheilt mit der Lebensmittelapotheke: Fit, vital und jung ohne Medikamente" lesen (ISBN 978-3-946551-16-4).

7.12.11 Kolanuss (Bitacola): Dschungel-Power, auch in Europa erhältlich

Die Nummer 1

Die Kolanuss mit ihrem bitteren Geschmack ist ein wichtiges Genussmittel Afrikas. Man kann sie so essen oder aus Pulver Tees und Getränke machen. Sie macht wach, erregt, ausdauernd, potent, baut Muskeln auf und zersetzt Fett und Kilos regelrecht.

Die Kolanuss kann man auch als Kaffeeersatz nehmen. Sie wirkt stimulierend, regt sofort den Stoffwechsel an und hemmt den Hunger. Morgens eine Tasse Tee daraus macht dich für den Tag fit. In Kamerun habe ich manchmal den ganzen Tag nichts gegessen, wegen der Bitacola, einer anderen Art von Kolanuss. Ich hatte einfach keinen Hunger. Ich nahm alle zwei Stunden eine Nuss in meinen Mund und das reichte vollkommen aus. Ich kenne kein anderes Lebensmittel, das das Hungergefühl so hemmt wie die Kolanuss.

Kolanuss-Pulver kannst du auch als Gewürz nehmen. Zum Beispiel bei der Eigenherstellung von Bratwurst (aus magerem Fleisch). Benutze Kolanuss und Ingwer als Gewürze und deine Bratwurst wird zu einem Power-Gesundheits-und-Fettverbrenner-Snack.

Du wirst erstaunt sein, was dieses Pulver mit dir macht!

Dieses Mittel wurde in Kamerun dem Brautpaar traditionell zur Hochzeit geschenkt, um damit zu sagen: „Jetzt seid sexuell aktiv!" Früher war es ein luststeigerndes Potenzmittel exklusiv für Frauen. Diese Nuss ist ein stark erregendes Mittel, wirkt stimulierend und kann ein bestimmtes „High" erzeugen. Der Penis ist steifer und der Mann kann länger. Die Nuss macht Frauen feuchter und sie können schneller einen intensiven Orgasmus erleben. Außerdem ist die Nuss ein sehr guter Fettverbrenner und hilft beim Muskelaufbau.

Sie hilft auch gegen Müdigkeit, stärkt die Konzentration und die mentalen und physischen Fähigkeiten. Die allgemeine Ausdauer nimmt zu. Bitacola reduziert das Hungergefühl. Da die Kolanuss Energie aus den Reserven des Körpers zieht, kann sie auch als Zusatz für Diäten und beim Sporttreiben zum Abnehmen verwendet werden. Das Beste dabei ist, dass es Fett gerade an den Problemstellen verbrennt, wie an Hüfte, Bauch, Po, Oberschenkel. Bitacola ist außerdem

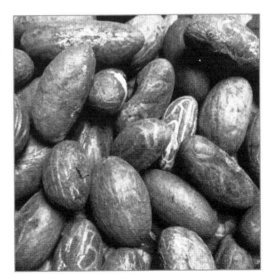

ein hervorragendes Mittel für die Darmreinigung. Sie unterstützt die Entgiftung und Entschlackung des Körpers und hilft gegen seelische Störungen und Depressionen. Die Kolanuss ist besonders wirksam bei Potenzschwierigkeiten, die durch seelischen Druck entstanden sind.

Diese Nuss ist bitter, stark basisch, und wird als Ganzes oder als Pulver verkauft. Die Nuss ist ein Antioxidans par excellence und hemmt Entzündungen im Körper. Somit bekämpft sie sehr wirksam und sehr effektiv Krankheiten, die durch Entzündungen entstehen, wie Krebs: Männer und Frauen, die regelmäßig Kolanuss essen oder trinken werden von Brustkrebs und Prostatakrebs verschont.

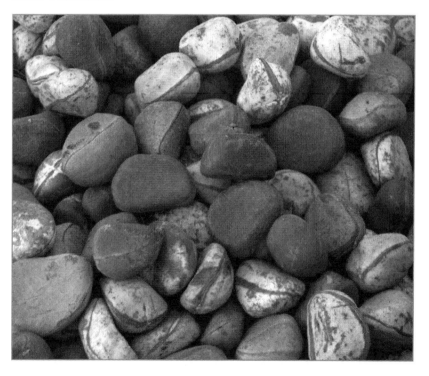

Seit 1987 haben Studien gezeigt, dass die alkoholischen Extrakte der Samen aufgrund der enthaltenen Bioflavonoiden eine große anti-hepatotoxische Wirkung haben. Der Samenextrakt wird verwendet, um chronische Hepatitis zu behandeln.

Kolanuss kann man frisch, aber auch über das Internet als Pulver oder Tee bekommen. Das Pulver einfach ganz normal als Tee trinken, in Getränke oder das Essen mischen. Kurz vor und nach dem Sport eine Portion davon hilft sehr beim Abnehmen und Muskelaufbau.

Hier kann man die Kolanuss beziehen:
http://www.dragonspice.de/kolanuesse.html

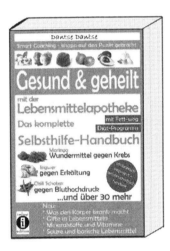

Mehr über Bitacola kannst du in meinem Buch „Gesund & geheilt mit der Lebensmittelapotheke: Fit, vital und jung ohne Medikamente" lesen (ISBN 978-3-946551-16-4).

7.12.12 Bananen und Bananenschalen sind super Gesundmacher

Die Banane ist eine tropische Frucht und enthält

☺ Ballaststoffe

☺ Eiweiß

☺ Vitamine A, B, C, E

☺ Calcium

☺ Magnesium

☺ Kalium

☺ Silizium

☺ Phosphor

☺ Schwefel

☺ Eisen

☺ Natrium

☺ sowie Gerbstoffe

☺ und das „Glückshormon" Serotonin.

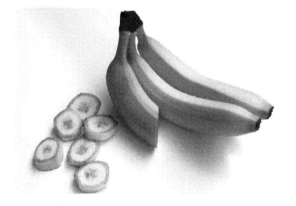

Über 75% der Banane besteht aus Wasser.

Sie ist hervorragend für den Hunger zwischendurch geeignet, denn sie macht schnell satt und kann den Appetit gut zügeln, was bewirkt, dass man davon gar nicht viel essen kann.

Dabei hat die Banane nur ca. 75 kcal pro 100g. Eine einzige Banane kann 10% des Tagesbedarfs an Ballaststoffen decken. Sie enthält natürliche und gesunde Fruchtzucker, beliefert den Körper mit Energie und hemmt die Lust auf Süßes.

> **Banane stoppt Heißhungerattacken sehr effektiv und hat eine ähnliche Wirkung auf den Körper wie Bananenschalen.**

Bananenschalen, ein echtes Mittel für die Gesundheit und zum Abnehmen

(Bio-Bananenschalen nehmen, da konventionelle Bananen Rückstände von Schädlingsbekämpfungsmitteln enthalten könnten!)

Benutze die Schale der Banane mit! Sie enthält viel mehr Ballaststoffe, die die Verdauung fördert und satt machen, als die Frucht selbst. Die Schale trägt dazu bei, dass der Cholesterinspiegel sinkt. Sie ist reich an Vitamin B6 und B12, die den Stoffwechsel ankurbeln. Das enthaltene Kalium stabilisiert den Blutdruck. Die

Aminosäuren, die in der Schale zu finden sind, fördern die Produktion von Serotonin im Körper, wodurch man gute Laune und gute Stimmung hat, was der Gesundheit förderlich ist. Die Schale enthält auch Stoffe, wie Carotinoide, die vor Krebs schützen.

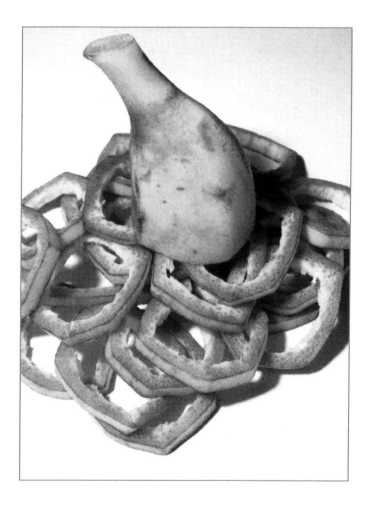

7.12.13 Safou: Der unbekannte Reichtum der afrikanischen Küche

Safou, auch afrikanische Pflaume oder Butterfrucht genannt, ist die Frucht des Safou-Baums oder Butterbaums, der nur in Afrika, besonders in Zentralafrika, zu Hause ist. Der wissenschaftliche Name ist *Dacryodes edulis*. Wenn die Frucht nicht reif ist, sieht sie rosa bis leicht rötlich aus. Reif und bereit zum Verzehr ist sie dunkelblau. Reif kann man sie roh, in Wasser gekocht oder gebraten essen. Das gekochte Fleisch der Frucht hat eine Struktur ähnlich wie Butter. Das Fruchtfleisch enthält 48% Öl.

> **Die Safou ist eine reiche Quelle von Aminosäuren und Triglyceriden und enthält verschiedene Fettsäuren: Palmitinsäure, Ölsäure, Stearinsäure, Linolensäure und Linolsäure.**

Die Safou ist auch reich an Vitaminen: Provitamin A, Vitamin E, Vitamin C und ebenso reich an Mineralien: Phosphor, Calcium, Mangan, Eisen, Kupfer, Zink. Sie ist ein starkes Antioxidans,

wirkt antibakteriell und hat mehrere präventive und therapeutische Wirkungen: sie bekämpft Verstopfung, Krebs, Osteoporose,
Blutfette, Herz-Kreislauf-Erkrankungen, Wunden, Darmbeschwerden, Hauterkrankungen, Fieber und Angst.

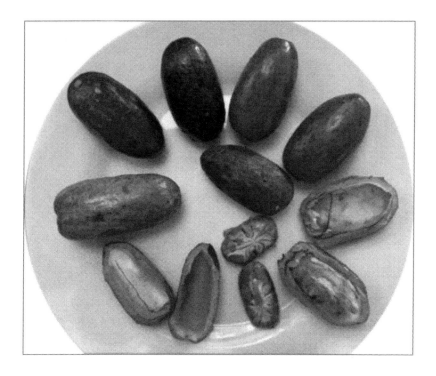

7.12.14 Zitrusfrüchte: Zitronen, Orangen, Grapefruits

Zitrusfrüchte enthalten erhebliche Mengen bestimmter Polyphenole, Flavanoiden und viel Vitamin C (100g Orange enthalten 50mg Vitamin C und der Tagesbedarf an Vitamin C liegt bei 80 mg); außerdem viele Mineralstoffe wie Eisen oder Phosphor.

Sie stärken das Immunsystem und die Abwehrkräfte des Körpers, haben eine antioxidative und entzündungshemmende Wirkung, die den Krebs bekämpfen kann und das Wachstum von Metastasen verlangsamen könnte.

Die Haut und die weißen Teile der Schale der Zitrusfrüchte enthalten die meisten Flavonoide und Limonoide. Gerieben kann man die Haut mitessen, aber Achtung bei konventionellen Zitrusfrüchten: Ihre Schalen sind mit vielen Chemikalien behandelt, so dass es dringend empfohlen ist, diese Haut nicht mitzuessen, auch wenn sie gewaschen ist.

Nicht alle Zitrusfrüchte haben den gleichen Gehalt an heilenden Nährstoffen. Zitrusfrüchte aus Gewächshäusern, die keinen direkten Kontakt zur Sonne hatten, sind auch nicht sehr wertvoll, denn die Sonne spielt eine große Rolle für die Eigenschaften der Zitrusfrüchte.

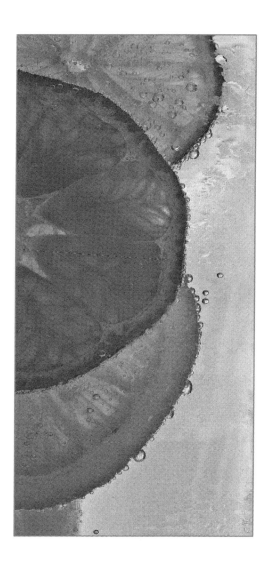

7.12.15 Guave

Die Guave ist eine Frucht vom Guaven-Baum. Die Schale der Frucht ist grün, kann aber auch leicht gelblich sein, wenn sie zu reif ist. Das Fruchtfleisch ist je nach Sorte weiß, gelb oder rosa mit kleinen Samen.

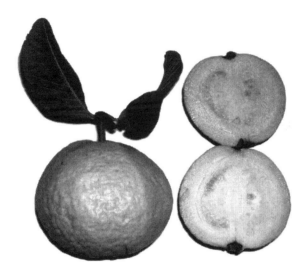

Alles der Guave (Baum, Rinde, Blätter, Frucht) wird in Kamerun als Heilmittel benutzt. Wir trinken den Tee aus Blättern und Rinden, um die Darmflora zu reinigen und alle schädlichen Tierchen und Würmer herauszubekommen oder zu töten. Er hilft bei Durchfall, bei Zahnschmerzen und betäubt und desinfiziert auch.

Die antioxidative, hepatoprotektive (leberschützende), antiallergene und antibiotische Wirkung der Blätter, Rinde und Frucht ist wissenschaftlich bewiesen und erklärt vielleicht, warum man diese Frucht in Kamerun gegen Entzündungen und chronische Krankheiten, wie Aids, Ebola und Krebs, anwendet.

Naturmediziner trocknen Frucht und Blätter und machen daraus ein Pulver, das sie Menschen geben, die an schweren Krankheiten leiden.

Guavensaft kann man überall kaufen und er wird sehr empfohlen. Die Frucht enthält Calcium, Eisen, Vitamin A, Vitamin B, Vitamin C (mehr als Orangen und Zitrusfrüchte) und ist reich an Pektinen. Blätter und Rinde vom Guaven-Baum enthalten Gerbstoffe, diese wirken zusammenziehend, entzündungshemmend, antibakteriell, antiviral und neutralisieren Gifte. Sie enthalten auch ätherisches Öl. All das macht die Guave zu einem echten Gesundheits-Lebensmittel.

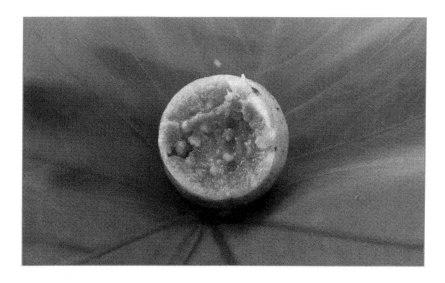

7.12.16 Affenbrot, starkes Heilmittel bei chronischen Krankheiten

Das Affenbrot ist die Frucht vom Baobab, ein starkes Heilmittel bei chronischen Krankheiten. Diese Frucht ist insgeheim in vielen Medikamenten, die Menschen heute einnehmen müssen, um Krankheiten wie Krebs, Alzheimer, Diabetes usw. zu bekämpfen oder zu heilen. Viele Sportler ernähren sich von dieser Frucht mit den erstaunlichen heilenden Eigenschaften.

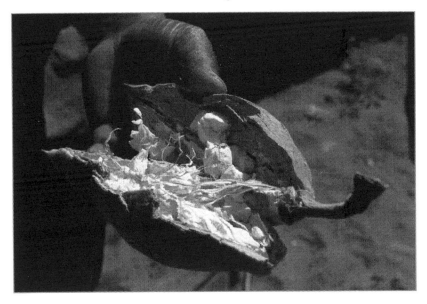

Die Frucht ist die Quelle von vielen Mikronährstoffen und Antioxidantien. Sie enthält die Vitamine A, C, B1, B2, B6, PP, Mineralstoffe, wie Calcium (doppelt so viel wie Milch), Phosphor, Eisen, Kalium, Zink, Aminosäuren wie Prolin und L-Histidin, mehr als 13 essentielle Aminosäuren und wird seit je in Afrika gegen chronische Krankheiten eingesetzt.

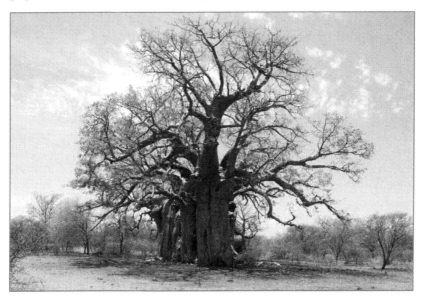

Aufgrund seines ausgewogenen Gehalts an hydrophilen (Vitamin C, Flavonoiden) und lipophilen Antioxidantien (Beta-Carotin), ist das Fruchtfleisch des Baobabbaums ein wirklich globales und effektives Antioxidans.

Es schützt alle Zellstrukturen vor freien Radikalen und bekämpft erfolgreich die Entstehung und die Ausbreitung von Krebs und anderen Krankheiten.

7.12.17   Maniokblätter

Mehr über Maniokblätter findest du im Kapitel 7.8.1 „Power-Kohlenhydrate aus Afrika". 100g Maniokblätter enthalten 308mg Vitamine, 280mg Calcium, 7,5 mg Eisen und vieles mehr!

7.12.18   Kürbis und Kürbiskerne aus Afrika gegen Prostatakrebs

Kürbiskerne aus Afrika stecken voller gesunder Inhaltsstoffe. Die kamerunischen Kürbiskerne sind weiß und stammen aus essbaren Kürbissen. Sie sind echte Heilmittel, auch gegen chronische Entzündungen und Infektionen.

Sie enthalten viele Vitamine (A, B1, B2, B5, C, D, E), viele Mineralstoffe (Kupfer, Mangan, Phosphor, Zink, Eisen, Kalium, Magnesium) und viele Ballaststoffe. Kürbiskerne enthalten eine große Menge Phytosterole. Diese Substanzen wirken sehr positiv auf die Gesundheit, zum Beispiel gegen Herz-Kreislauf-Beschwerden und Prostatavergrößerung. Sie werden in Afrika für bestimmte Präparate gegen viele Krebsarten, besonders Prostata- und Brustkrebs, genutzt.

Epidemiologische Studien zeigten einen Zusammenhang zwischen dem Konsum von Kürbis und einem verminderten Risiko für bestimmte Krebsarten

Kürbiskerne enthalten viele Antioxidantien wie die Carotinoide (Beta-Carotin, Lutein und Zeaxanthin, Beta-Cryptoxanthin), deren Verzehr mit einem niedrigeren Krebsrisiko verbunden sein soll. Dazu senken Kürbis und Kürbiskerne den Blutzucker und wirken gegen Blasenentzündungen und Diabetes.

Auch das Öl von Kürbiskernen ist sehr wertvoll.

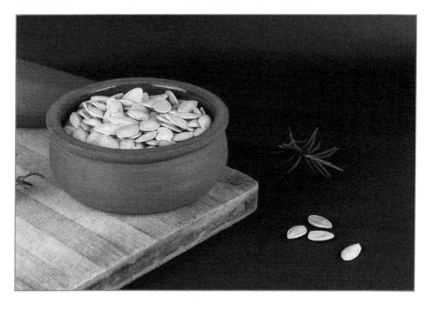

7.12.19 Teff: Das neue Super-Getreide aus Äthiopien – noch besser als Quinoa

Teff ist eine Zwerghirse aus Äthiopien, dem Geburtsort der Kaffeebohne, und wird dort schon seit langem als Grundnahrungsmittel verwendet. Das Getreide findet allmählich in den westlichen Ländern Verbreitung. Teffmehl wird benutzt um Injera (eine Art Fladenbrot) zu backen.

Das Teff Saatgut ist der kleinste Samen der Welt. Er ist frei von Gluten und verspricht aufgrund seiner ernährungsphysiologischen Eigenschaften viele positive Auswirkungen auf die Gesundheit.

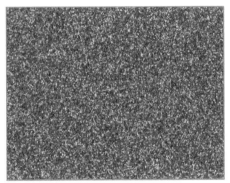

Teff ist eine gute Quelle für pflanzliches Protein, Eisen, Calcium, Zink und Kalium. Für Vegetarier und Veganer ist Teff hervorragend, um Mangelerscheinung an Eisen, Zink und Calcium zu vermeiden. Teff enthält mehr Calcium als Milch.

Teff ist ökologisch sowie ernährungsphysiologisch besser als Quinoa, denn die Vitalstoff-Konzentration ist viel höher. Während Quinoa aufgrund seines schwierigen Anbaus nur in Peru und Bolivien vorkommt, wurde der Anbau von Teff mit Erfolg in viele andere Länder wie Japan, Australien, Indien und die

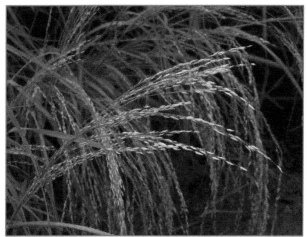

Vereinigten Staaten eingeführt. Er ist einfacher anzubauen und kann unterschiedliche Wettergegebenheiten vertragen. Dazu ist Teff aus ökologischer Sicht perfekt geeignet, da man ihn gleichzeitig und auf dem gleichen Boden mit anderen Lebensmitteln wie Gemüse anbauen kann. Er ist keine Monokultur, die keine anderen Pflanzen um sich haben will/kann. Teff erzeugt außerdem Nebenprodukte, die zum Beispiel als Baumaterialien wiederverwendbar sind.

	Energie	Protein =Eiweiß	Kohlen-hydrate	Ballast-stoffe	Fett	Calcium	Eisen	Zink	Jod
	kcal Kalorien	g	g	g	g und %	mg	mg	mg	µg
	je 100 g								
Tagesbedarf (nur Richtwerte)		70		30	60	1000	14	15	150
Getreideerzeugnisse									
Quinoa	355	12	62	7	6	25	3	2,25	1
Teff	367	13	73	8	2,38	181	7,5	6	-
Mehl-Alternativen									
Teffmehl	366	12	70	12,2	3,66	146	6,59	-	-
Quinoamehl	388	11,76	66	6,5	5,88	29	4,76	-	-

7.13 Weizenmehl-Ersatz für Nudeln, Brot und Backwaren

Es gibt eine große Auswahl an Mehlersatz für Weizenmehl mit erstaunlich guten Ergebnissen, um Nudeln, Brot und Backprodukte herzustellen:

☺ Süßkartoffelmehl: wird in Kamerun sehr häufig benutzt. Brot und Kuchen daraus schmecken fantastisch, viel leckerer als aus Weißmehl

☺ Maniokmehl ist geschmacklos und somit sehr vielseitig, besonders gut für Nudeln geeignet

☺ Tapiokamehl (auch ein Erzeugnis der Maniokawurzel) ist geschmacklos und somit sehr vielseitig, z.B. für Nudeln oder Pizza

☺ Yamsmehl

☺ Kochbananenmehl

☺ Maismehl

☺ Sorghum-Mehl

☺ Reismehl

☺ Kartoffelmehl (besonders in Mischung mit anderen Mehlen gut)

☺ Quinoamehl, Amaranthmehl sind gut geeignet für Gebäck

☺ Hirsemehl ist gut für Muffins oder Rührkuchen

Eine gute Mischung als Allzweck-Mehl wäre: Tapioka, Kartoffelmehl und Reismehl, oder Maismehl und Maniokamehl.

Viele Mischungen sind möglich. Selbst testen ist immer das Beste!

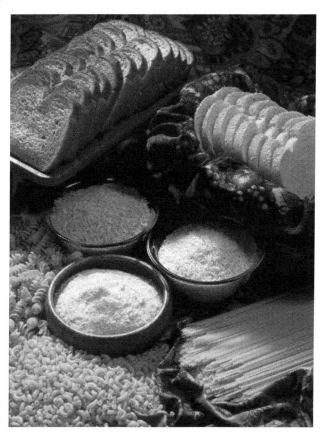

8.

DAINU-VEGAN und Muskelaufbau: DAINU-VEGAN wandelt Fett in Muskeln um!

Welche Ernährung ist gut für die Muskeln? Die Muskelgeheimnisse der Afrikaner.

Warum sehen Menschen in Afrika allgemein muskulöser aus, mit festerem Po und Bauch, strafferer Haut? Liegt es an den Genen?

Auf jeden Fall fällt es einem sehr auf, wenn man nach Afrika kommt. Man sieht viele Männer, die kaum Sport treiben und Sixpacks haben, starke und feste Oberkörper, Oberarme, Beine, Schenkel und Pos.

Ich glaube, dass viele Faktoren dieses Aussehen erklären und einer der Faktoren ist die Ernährung. Die Ernährung der Afrikaner besteht zu 95% aus veganen gesunden Lebensmitteln: Power Kohlenhydraten (Mehrfachzucker-Kohlenhydraten), aus Gemüse, Hülsenfrüchten, Nüssen, Kräutern, Gewürzen und pflanzlichem Öl. In der traditionellen afrikanischen Ernährung bestehen maximal 5% einer Mahlzeit aus Fleisch. Mehrfachzucker-Kohlenhydrate sind die Lieblingslebensmittel der Muskeln. Isolierte Kohlenhydrate wie Nudeln, Milchprodukte, Sahne, Butter, Schmand, Würste, Fertig- und Tiefkühlgerichte werden sehr selten gegessen.

> Muskeln muss man ernähren. Das bedeutet, man muss dem Körper Lebensmittel geben, die die Muskeln anregen.

Grundsätzlich sollte man für einen guten Muskelaufbau auf folgende Aufteilung achten:

☺ 30% Proteine

☺ 20% Fett

☺ 50% Kohlenhydrate

Komplette bzw. komplexe Kohlenhydrate sind die wichtigsten Lebensmittel für den Muskelaufbau, wie man bei den Afrikanern sieht. Ich werde deswegen ein bisschen mehr über die Kohlenhydrate schreiben und weniger über Proteine und Fette. Ich gehe davon aus, dass du die vorherigen Kapitel schon gelesen hast, in denen ich sehr ausführlich über diese Makrolebensmittel geschrieben habe, bevor du bei diesem Kapitel gelandet bist.

In Kapitel 7.5 „Vegane, proteinreiche Lebensmittel" mit den Proteintabellen von Gemüse, Obst, Getreide, etc., findest du wichtige Informationen darüber, welche Lebensmittel wie viele Proteine, Fette und Kohlenhydrate enthalten.

Komplexe Kohlenhydrate

Kohlenhydrate machen allein über 70% einer afrikanischen Mahlzeit aus. Sie nehmen bei der Muskelaufbau-Ernährung eine viel größere und zentralere Rolle ein als die Proteine. Zusammen mit den Fetten und den Proteinen sind die Kohlenhydrate der größte verwertbare Anteil der Nahrung. Durch Kohlenhydrate ist es dem Körper möglich, den Muskeln schnell wichtige Nährstoffe zu geben. Kohlenhydrate werden benötigt, um überhaupt Proteine in der Muskulatur einzulagern. Viele Experten meinen,

Proteine alleine würden reichen. Nimmt man nur Proteine zu sich, muss ein Teil davon wieder umgewandelt werden, um daraus die wichtigen Kohlenhydrate zu erzeugen. Das bedeutet, erst mit großen Mengen Protein könnte das Fehlen der Kohlenhydrate kompensiert werden. Und sehr viel Fleisch ist wiederum ungesund für den Körper.

Auch viele Obstsorten enthalten Kohlenhydrate und sollten wegen des hohen Vitamingehalts nicht in deiner Muskelaufbau-Ernährung fehlen.

Proteine

Muskelaufbau braucht Proteine. Sie liefern dafür den wichtigsten Baustoff. Über die Proteine habe ich schon ausführlich in Kapitel 5.2 geschrieben. Nicht vergessen: für eine gute Aufnahme von Proteinen braucht der Körper Kohlenhydrate und Fett.

Fett

Bei einer fokussierten Muskelaufbau-Ernährung ist stark darauf zu achten, ausreichend Fett zu sich zu nehmen. Fette helfen, die Regenerationszeit zu beschleunigen und begünstigen den Abbau von Körperfett.

Die Menge der pro Tag benötigten Fette, Proteine und Kohlenhydrate ist individuell zu bestimmen. Sie hängt vom Körperfettanteil, von Alter, Gewicht, Größe und der sportlichen Betätigung ab.

Welche Kohlenhydrate, Fette und Proteine du für den Muskelaufbau brauchst, hast du schon in den vorherigen Kapiteln gelesen. Hier noch einmal ein kurzer Überblick:

Kohlenhydrate

Am besten für den Muskelaufbau sind afrikanische Kohlenhydrate:

☺ Kochbananen

☺ Maniok in verschiedenen Formen

☺ Yams

☺ Taro

☺ Macabo (Tannia)

☺ Süßkartoffeln

☺ Sorgho (Sorghumhirse), Mohrenhirse (enthält kein Gluten), Foniohirse (Anti-Diabetes, Anti-Bluthochdruck)

☺ Aber auch Kartoffeln, Vollkornprodukte, Reis

☺ grüne Gemüsesorten wie Spinat, Brokkoli, Rucola, Bohnen und Rosenkohl

☺ Nüsse wie Walnüsse oder Pistazien

☺ Obst wie Bananen, Ananas oder Weintrauben

☺ Soja-Produkte

☺ Trockenobst, wie Äpfel, Datteln, Feigen, Pflaumen, Mangos, Kochbannen, sind sehr gut für die Muskeln, denn sie enthalten gleichzeitig viele Kohlenhydrate und auch Proteine. Getrocknete Früchte sollten in deiner Ernährung nicht mehr fehlen! Nutze sie als Zwischenmahlzeit, wenn der Hunger anklopft.

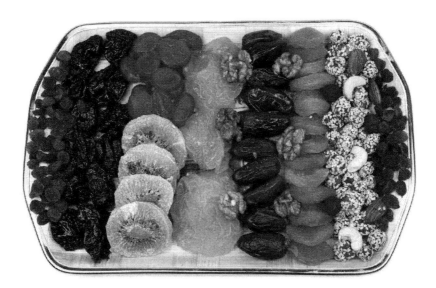

Proteine

Auch in Pflanzen kann man Proteine finden:

☺ Nüsse wie Erdnüsse, Walnüsse, Cashewnüsse, Haselnüsse, Mandeln

☺ Quinoa

☺ Roggen

☺ Dinkel

☺ echter Buchweizen

☺ Sojabohnen und Sojaprodukte wie Tofu

☺ Hülsenfrüchte wie Linsen, Erbsen, Rote Bohnen

☺ Sonnenblumenkerne, Kürbiskerne

☺ Trockenfrüchte

☺ Gemüse (enthält aber keine große Menge an Proteinen) wie Moringa, Kartoffel, Mais, Grünkohl, Rosenkohl, Knoblauch

☺ Kräuter, Pfeffer, Petersilie, Basilikum

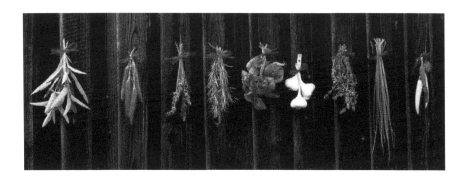

Fett

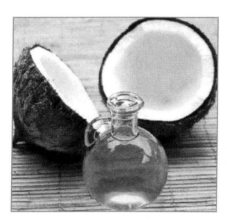

Palmöl ist das beste Öl für den Muskelaufbau, außerdem Kokosöl. Sonst kannst du in Maßen alle pflanzlichen Öle mit gesättigten und ungesättigten Fettsäuren nehmen.

Kräuter

Du solltest so viel wie möglich mit Kräutern und Gewürzen kochen. Ingwer, Zwiebel, Knoblauch in großen Mengen und Chilischoten sollten nicht fehlen. Immer mindestens zwei ganze Zwiebeln benutzen, 50-100 g Ingwer, mehrere Zehen Knoblauch.

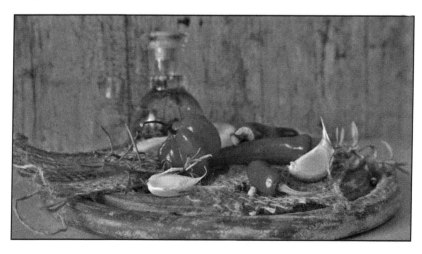

Obst

Wegen der Vitamine, wie Vitamin C, und der Mineralstoffe, wie Magnesium, sind Früchte sehr wichtig bei einer Muskelaufbau-Ernährung. Ganz oben stehen für mich:

☺ Ananas

☺ Avocados

☺ Kokosnuss

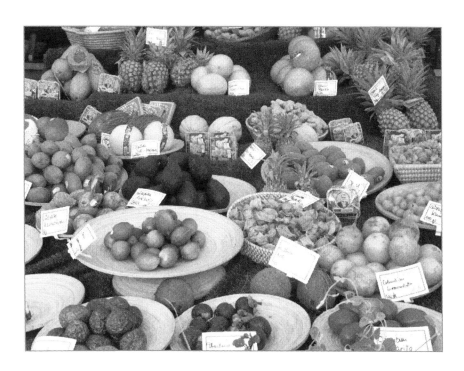

Außerdem

☺ Banane

☺ Mango

☺ Papaya

☺ Apfel

☺ Beeren

☺ Kiwi

☺ Und Trockenobst (Apfel, Aprikose, Feige, Mango u.v.m.)

Getränke

☺ Wasser, regelmäßig aromatisiertes Wasser mit Zitrone zum Beispiel

☺ Tee, am besten aus Ingwer

☺ Ab und zu Fruchtsäfte

Gelegentlich auch Bier oder ein Glas Sekt oder Wein, um sich zu motivieren ist legitim und tut dem Gemüt und der Laune gut. Diese gute Laune brauchst du.

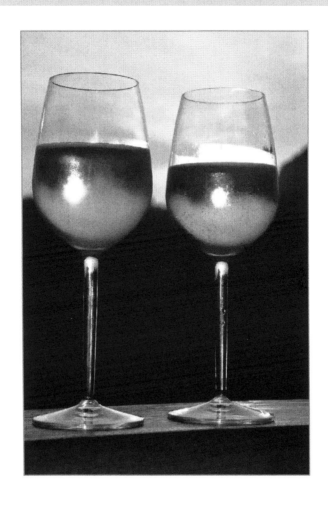

Vitamine

Vitamin D ist sehr wichtig, lies Kapitel 3.5.3 „Was passiert bei Vitamin D Mangel?". Die Sonne hilft hervorragend beim Muskelaufbau. Vitamin D kann Kraft und Stabilität verbessern, denn es erhöht die Muskelmasse.

Vitamine B1, B6, B12, C und E sind auch sehr wichtig für den Muskelaufbau. Des Weiteren brauchst du:

☺ Creatin und L-Carnitin

☺ Coenzym Q10 für kräftige Muskeln

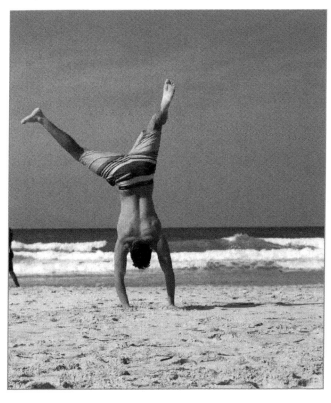

9.

DAINU-VEGAN beseitigt Potenz- und Erektionsstörungen bei Mann und Frau

Eine ungesunde Darmflora, Stoffwechselstörungen sowie Hormonhaushaltsstörungen sind die Hauptfaktoren bei der Entstehung von Erektions- und Potenzstörungen bei Mann und Frau. Mit diesen Störungen ist es schwer einen gesunden Libido-Spiegel zu haben. Die Hauptursache dieser Störungen liegt in der schlechten Ernährung.

Welche Ernährungsweise ist ein echter Libido-Killer?

Eine Ernährung basierend auf dem häufigen Verzehr stark östrogenhaltiger Lebensmittel, d.h. viel Milch und viele Milchprodukte, Fertiggerichte, Fastfood, kohlensäurehaltige, gesüßte Getränke, Zucker, Weißmehlprodukte, Transfette, außerdem eine nährstoffarme Ernährung, besonders eine, die einen Mangel an Zink und Vitamin D verursacht und die Nahrungsmittel mit vielen Chemikalien und Schwermetallen enthält.

> ## Mit DAINU-VEGAN sind all diese Probleme weg bzw. sie entstehen gar nicht, denn DAINU-VEGAN fördert die Potenz, stärkt die Erektion und boostet die Lust.

Welche Lebensmittel helfen gegen Impotenz, Lustlosigkeit und Erektionsstörungen?

Hier ist eine Liste von Lebensmitteln, die die Potenz stärken und die Lust anregen – bei Mann und Frau. Sie helfen dir auch beim Abnehmen, denn Sex ist die unbekannte Waffe im Kampf gegen das Übergewicht.

☺ Basische Lebensmittel (siehe Liste in Kap. 7.1)

☺ Bittere Lebensmittel, wie Grünkohl, Brokkoli und Co. (siehe Liste in Kap. 7.2)

☺ Moringa

☺ Chilischoten

☺ Ingwer

☺ Ginseng

☺ Zwiebeln

☺ Knoblauch

☺ Okra, wirkt sehr stark

☺ Kolanuss

☺ Bitacola

☺ Gorilla Kolanuss

☺ Juckbohnen

☺ Austern (enthalten viel Zink)

☺ Bohnen

☺ Rindfleisch, am besten in Bio-Qualität

☺ Zink

☺ Magnesium

☺ Vitamin D

☺ Brokkoli

☺ Maca

☺ Nüsse

☺ Kakaobohnen

☺ Avocado

☺ Petersilienwurzel

☺ Omega-3-Fettsäuren

☺ Gutes, gesundes und reichliches pflanzliches Öl (Palmöl ist sehr gut dafür, Kokosöl usw.)

☺ Yohimbe-Rinde als Gewürz

☺ Manioka Wurzel

☺ Manioka Blätter

☺ Kochbanane

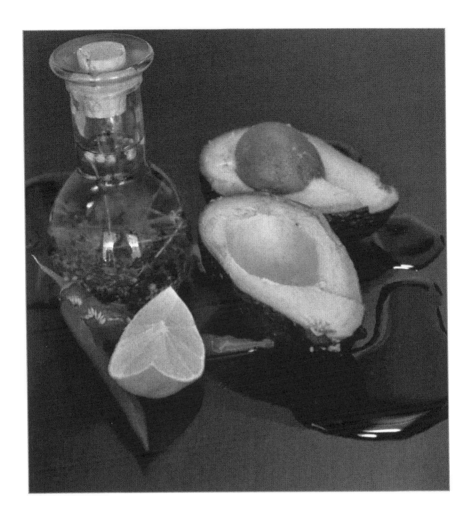

Saures Essen bzw. saure Lebensmittel sind nicht immer automatisch schlecht, schädlich oder ungesund (Nüsse sind sehr gesund), aber saure bzw. säurebildende Lebensmittel sollten möglichst immer mit basischen Lebensmitteln kombiniert werden.

Hervorragende Rezepte, die

☺ die Potenz bei Männern und bei Frauen stärken

☺ die Frühejakulation bei Männern stoppen, den Penis steifer machen und seine Schlaffheit bekämpfen

☺ bei Frauen mehr Lust auf Sex fördern, die Vagina gut durchbluten, sie sensibler machen, den Orgasmus intensivieren und Trockenheit beseitigen

1. Makossa hot rotic

Regt an, macht Lust auf Sex, fördert die Durchblutung, der Körper wird wärmer und die Klitoris erregter. Frauen kommen schneller und Männer halten länger durch. Diese Sauce ist nicht nur hilfreich bei Potenzschwäche, sondern ist auch ein hervorragendes „Medikament" und außerdem eine echte Delikatesse zu Fleisch, Fisch, Käse, Weißbrot, Reis, Nudeln etc., die regelrecht süchtig macht. Keine Sauce ist leckerer. Regelmäßig gegessen wirst du ein dauerhaftes Ergebnis und allgemeines Wohlbefinden verspüren. Diese Sauce sollte nicht mehr auf deiner Speisekarte fehlen! Wirksam bei Männern wie Frauen! (siehe auch Kapitel 7.9)

Diese Sauce kannst du bestellen auf:http://mycoacher.jimdo.com/natuerliche-rezepte-zur-potenzsteigerung-aus-afrika/

2. Das Wundergetränk

Ein Getränk, das das Immunsystem stärkt und Krankheiten beseitigt: Ein Rezept für eine potenzsteigernde Getränkemischung aus Kräutern und Wurzeln (alle problemlos in Deutschland erhältlich, z.B. im Feinkosthandel). Hier handelt es sich um ein hervorragendes Potenzmittel auf alkoholischer Basis (eine nichtalkoholische Alternative ist ebenfalls möglich). Fördert die bessere Durchblutung des Penis und macht ihn dadurch steifer, verlängert die Zeit bis zur Ejakulation. Dieses Getränk bewirkt bei Frauen eine stärkere Durchblutung des Genitalbereiches. Dadurch wird die Lust gesteigert, Frauen kommen leichter und der Orgasmus ist intensiver. Berührungen durch den Partner werden als viel reizvoller empfunden. Außerdem kurbelt dieses Rezept die Fettverbrennung an und ist somit hilfreich bei der Gewichtsreduktion; zudem senkt es den Cholesterinspiegel, hilft gegen die Übersäuerung des Körpers, bekämpft die Müdigkeit usw. Bei Männern und Frauen gleichermaßen wirksam! Für einen dauerhaften Erfolg wird eine regelmäßige Einnahme empfohlen.

Zutaten: u.a. frischer Ingwer, frischer Ginseng, Vanilleschoten, Petersilienwurzeln, Meerrettich, Yohimbe oder Kolanuss bzw. Bitacola-Nuss und viel mehr, dazu Campari und Doppelweizenkorn.

Dieses Getränk kannst du bestellen auf
http://mycoacher.jimdo.com/natuerliche-rezepte-zur-potenzsteigrung-aus-afrika/

3. Bitacola, Viagra für die Frau

Besonders bei psychisch bedingter Lustlosigkeit und Potenzlo-
sigkeit. Dieses Mittel wurde in Kamerun dem Brautpaar traditionell zur Hochzeit geschenkt, um damit zu sagen: „Jetzt seid
sexuell aktiv!" Früher war es ein luststeigerndes Potenzmittel
exklusiv für Frauen. Diese Nuss ist ein stark erregendes Mittel,
wirkt stimulierend und kann ein bestimmtes „High" erzeugen.
Der Penis ist steifer und der Mann kann länger. Die Nuss macht
Frauen feuchter und sie können schneller einen intensiven Orgasmus erleben.

Außerdem ist die Nuss ein sehr guter Fettverbrenner und hilft
beim Muskelaufbau. Sie hilft auch gegen Müdigkeit, stärkt die
Konzentration und die mentalen und physischen Fähigkeiten.
Die allgemeine Ausdauer nimmt zu. Bitacola reduziert das Hungergefühl. Da die Kolanuss Energie aus den Reserven des Körpers zieht, kann sie auch als Zusatz für Diäten und beim Sporttreiben zum Abnehmen verwendet werden. Diese Nuss ist bitter
und wird als Ganze oder als Pulver verkauft. Mehr in Kapitel
7.12.11.

Für mehr Tipps, Tricks und Rezepte zur Potenz- und Luststeige-
rung sowie Informationen zu stark potenzstörenden Lebensmitteln, wie Weißmehl-Produkte, Milchprodukte aller Art, Zucker,
gesüßte kohlensäurehaltige und auch nicht-kohlensäurehaltige
Getränke usw., lies die Bücher „POTENZ-BOOSTER &
EREKTIONS-KILLER – Das Buch, das die Erektion und das
Sexleben des Mannes radikal verbessert" (ISBN 978-3-946551-
70-6) und „LIBIDO-BOOSTER & POTENZ-KILLER bei Frau-

en – Das Buch, das den Sexualtrieb der Frau radikal verbessert"
(ISBN 978-3-946551-91-1) von K.T.N. Len'ssi.

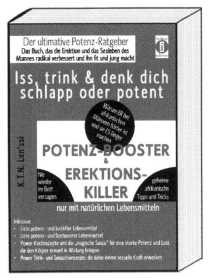

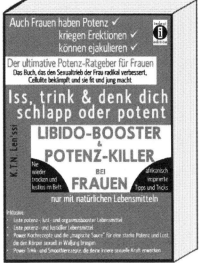

10.

Mit DAINU-VEGAN sind mögliche Mangelerscheinungen veganer Ernährung Geschichte

Eine gute und ausreichende Versorgung

mit den Vitaminen D, B12 und B6 und

mit Eisen, Zink, Jod und Proteinen ist

mit den DAINU-Tabellen für Veganer

kein Problem mehr.

Mangelerscheinungen müssen nicht sein. Um Tabletten und Nahrungsergänzungsmittel zu verkaufen, wird oft propagiert, dass es für Veganer und Vegetarier schwierig sei sich ausreichend mit Vitaminen und Mineralstoffen zu versorgen. In Wirklichkeit ist es aber ganz einfach!

Es ist sehr gut möglich sich vegan zu ernähren und an keiner Mangelerscheinung zu leiden. Kühe, Elefanten, Büffel und viele pflanzenfressende Tiere haben auch keine Mangelerscheinungen. Sie sind stark, muskulös und gesund, es geht ihnen gut und sie müssen dafür kein Fleisch fressen. Dies ist möglich, weil sie das Richtige essen und weil ihre Ernährung vielseitig und gut kombiniert ist. Mit den richtigen Lebensmitteln und einem abwechslungsreichen Ernährungsstil kann man sein Leben lang vegan leben und vollkommen gesund sein, ohne Nahrungsergänzungsmittel, ohne Zusatz-, Ersatz- oder angereicherte Lebensmittel.

Zwar sind manche Stoffe tatsächlich überwiegend – bzw. einfacher – über tierische Lebensmitteln zu bekommen, z.B. Vitamin B12, aber mit der DAINU-VEGANEN Ernährung ist ein Mangel an diesem Vitamin nicht möglich. Denn DAINU-VEGAN ist zeitlich begrenzt und bis der Vorrat an Vitamin B 12 im Körper verbraucht ist, dauert es seine Zeit.

Viele Stoffe kommen nur in kleinen Mengen in bestimmten Lebensmitteln vor. Aber durch die Kombinationen mehrerer dieser Lebensmittel kann der Bedarf vollständig gedeckt werden. Das ist das Beste an DAINU-VEGAN mit seinen Nährwerttabellen. Sie helfen dabei, die Ernährung vielseitig zu gestalten.

Die hier aufgeführten Tabellen listen Lebensmittel, die höhere Mengen an Vitalstoffen aufweisen, die Veganer brauchen, um Mangelerscheinungen zu vermeiden. Das bedeutet nicht, dass Veganer sich ausschließlich von Lebensmitteln dieser Tabellen ernähren sollten. Zum Beispiel steht bei Obst nur getrocknetes Obst in der Tabelle, weil es am meisten der Stoffe, die oft fehlen, enthält. Aber natürlich sollen Veganer auch frisches Obst zu sich nehmen, um ihren Bedarf an Stoffen wie Vitamin C, Magnesium usw. zu decken.

Vitamin D

Für Vitamin D gibt es unterschiedliche Zahlen den Tagesbedarf betreffend. Manche Quellen sprechen von einem höheren Bedarf, so sagt Dr. Cedric F. Garland von der *University of California* in San Diego (Department of Family Medicine and Public Health), dass der Vitamin-D-Bedarf bisher enorm unterschätzt wurde. Er behauptet, dass der tatsächliche Vitamin-D-Tagesbedarf bei 7.000 IE liege. Laut offiziellen Angaben liegt er bei 800 IE, das sind ca. 20 µg.

„Unsere Berechnungen und die anderer Wissenschaftler haben ergeben, dass die offiziellen Dosen nur ein Zehntel jener Vitamin-D-Menge betragen, die erforderlich wären, um Krankheiten zu vermeiden, die mit einem Vitamin-D-Mangel in Zusammenhang stehen", so Dr. Garland (Quelle: zentrum-der-gesundheit.de).

Ein Großteil der Menschen in Deutschland erreicht die empfohlene Zufuhrmenge an Vitamin D nicht und für Veganer ist das Problem noch massiver, denn sie können die guten, tierischen Vitamin D Quellen nicht nutzen.

Ich gehe davon aus, dass Menschen in wärmeren Ländern allgemein einen höheren Vitamin-D-Spiegel aufweisen als Menschen in Europa und sie deswegen kaum Vitamin-D-reiche Lebensmittel oder Nahrungsergänzungsmittel brauchen. Kritisch kann die Versorgung an Vitamin D bei Säuglingen vegan lebender Mütter werden.

Vitamin D kommt in verschiedenen Pilzen wie Pfifferlingen oder Champignons vor, sofern sie Sonnen- bzw. UV-B-Licht ausgesetzt waren.

Vitamin B12

Chlorella sind Süsswasseralgen und enthalten aktives Vitamin B12.

Laut einer japanischen Studie genügt der Konsum von 4 Gramm Nori-Algen pro Tag, um eine ausreichende Vitamin B12 Zufuhr zu gewährleisten. Die Nori-Alge spielt eine wichtige Rolle in der japanischen Küche. Nori Blätter werden u.a. verwendet, um Sushi herzustellen.

Manche Pilze enthalten in getrockneter Form kleine Menge Vitamin B12, wie getrocknete Shiitake Pilze. Allein reichen sie zwar nicht aus, um die Versorgung zu sichern, aber in Kombination mit anderen Lebensmitteln, die Vitamin B12 enthalten (wie Nori-Algen oder Chlorella), kann die täglich benötigte Menge erreicht werden.

Aufpassen: Beim Verzehr von Meeresalgen ist eine Überdosierung mit Jod möglich. Daher dürfen Meeresalgen mit mehr als 20 Milligramm Jod pro Kilogramm in Deutschland nur mit einem Warnhinweis verkauft werden. Beim Kauf von Algen immer genau auf die Nährwerttabelle schauen!

Erwachsene werden frühestens nach 5- bis 10-jähriger Vitamin-B12-freier Ernährung Mangelerscheinungen entwickeln. Das liegt an ihrem relativ großen Leberspeicher und der hohen Wiederverwendungsrate von Vitamin B12 im enterohepatischen Kreislauf (Verkehr von Substanzen von der Leber bis zum Darm über die Gallenblase und wieder zurück zur Leber). Das bedeutet, mit DAINU-VEGAN (das meist maximal einen Monat dauert) ist kaum eine Mangelerscheinung zu erwarten.

Mit den folgenden **DAINU-VEGAN** -Tabellen zeige ich Menschen, die vegan leben, wie sie mit welchen Lebensmitteln, in welchen Mengen, genügend Proteine, Kohlenhydrate, Ballaststoffe, notwendige Vitamine und Mineralstoffe zu sich nehmen können, um Mangelerscheinungen total zu vermeiden.

Mit den **DAINU-VEGAN**

Ernährungstabellen sind Energiemangel,

Vitamin D Mangel, Vitamin B12 Mangel,

Vitamin B 6 Mangel, Folsäuremangel,

Eisenmangel, Zinkmangel, Calciummangel,

Aminosäuremangel vorbei.

10.1 Nährwerttabellen für DAINU-VEGANER gegen bekannte mögliche Mangelerscheinungen

Vitamine, Mineralstoffe, Spurenelemente, Fett und Eiweiß. Dies sind Begriffe, ohne die Vegetarier, aber vor allem Veganer, kaum auskommen und mit denen sich prinzipiell auch Fleischesser/Omnivoren beschäftigen sollten.

> *„Sich mit Lebensmitteln und Inhaltsstoffe auseinander zu setzen ist ungemein wichtig, denn es ist in vielerlei Hinsicht mehr als praktisch zu wissen, welche Produkte einem welchen Inhaltsstoffe in welcher Höhe liefern. Sei es für Sportler um einen Magnesium Bedarf bestens decken zu können um Krämpfen vorzubeugen oder für Veganer welche mit irgendeinem eventuellen Mangel zu kämpfen zu haben.“*

(Quelle: http://apfelvegetarier.blogspot.de/2012/03/nahrwerttabelle-fur-vegetarier-und.html)

Nur die wichtigsten Lebensmittel, die jeder ohne Probleme besorgen kann und die am bekanntesten sind, das bedeutet am häufigsten verzehrt werden, habe ich in diesen Tabellen aufgeführt.

10.1.1 Beilagen 1: Getreide

	Energie (kcal Kalorien / je 100 g)	Protein =Eiweiß (g)	Kohlenhydrate (g)	Ballaststoffe (g)	Fett (g & 8%)	B 12 (g)	Vit_B9 Folsäure gesamt (µg)	B6 (µg)	Vit. D (µg)	Ca. (mg)	Eisen (mg)	Zink (mg)	Jod (µg)
Tagesbedarf (nur Richtwerte)		70		30	60	3	400	2000	5-10	1000	14	15	150
Getreideerzeugnisse													
Amaranth	383	16	57		9	-	49	223	-	214	9	3,2	0
Gerste	302	11	58	10	2	-	29/65	560	-	38	2,90	2,50	2
Gerstengraupen	354	10	74	11	1	-	11/20	220	-	14	2	2,10	7
Hirse	328	11	60	4	4	-	12/20	750	-	20	9	1,80	1
Leinsamen	439	26	13	38	30	-	16/20	900	-	230	8,20	1,50	2
Hafer, Haferflocken	377	12	63	5,43	7	-	11/24	160	-	54	4,61	4,06	10
Mais	341	9	65	9	4	-	17/26	400	-	15	1,50	2,50	4
Reis, vollkorn	355	7	75	4	2	-	13/16	670	-	23	3	1,52	2
Reis, parboiled	351	7	79	1	1	-	9/11	402	-	24	2,9	1,7	2
Quinoa	355	12	62	7	6	-	0,00/49	139	-	25	3	2,25	1
Teff	367	13	73	8	2,38	-	-	480	-	181	7,5	6	-
Mehl-Alternativen													
Süßkartoffelmehl	364	6,65	86	1	0,21	-	-/47	0,9	-	127	2,58	1,27	2
Tapioka	358	0,2	88	-	0,24	-	-	-	-	20	1,58	0,01	-
Teffmehl, vollkorn	366	12	70	12,2	3,66	-	-	-	-	146	6,59		-
Maismehl	354	8,31	72	3	2,82	-	8/10	60	-	18	2,4	2,5	2
Maniokamehl	429	0,9	100	3,6	0,9	-	19/32	347	-	79	2,95	1,36	5
Kochbananenmehl	267	2	84	1	0,10	-	-	-	-	20	0,72		
Yamswurzelmehl	296	5,8	65,65	16,30	0,38	-	25/37	329	-	73	2,05	0,88	12
Hirsemehl	345	5,80	75	2	1,70	-	9/15	600	-	40	6	1	2
Reismehl	348	6,68	77	2	0,65	-	8/10	200	-	10	0,40	0,80	1
Kartoffelmehl	357	6,90	83,10	6	0,34	-	-/25	769	-	65	1,38	0,54	-
Buchweizenmehl	346	5	78	2,80	0,80	-	10/30	380	-	11	1	2	2
Kichererbsenmehl	387	22,39	57	10	6,69	-	-/437	492	-	45	4,86	2,81	-

10.1.2 Beilagen 2: Kartoffeln, Knollen, Kochbananen

	Energie	Protein =Eiweiß	Kohlenhydrate	Ballaststoffe	Fett	B12	Vit.B9 Folsäure gesamt	B6	Vit. D	Ca.	Eisen	Zink	Jod
	kcal Kalorien je 100 g	g	g	g	g 8&%	g	µg	µg	µg	mg	mg	mg	µg
Tagesbedarf (nur Richtwerte)		70		30	60	3	400	2000	10-20	1000	14	15	155
Kartoffel, Knollen, Kochbanane													
Kartoffeln, ohne Schale gekocht	69	2	14	2	0,10	-	3/15	217	-	6	0,39	0,32	4
Bratkartoffeln	117	1,74	12	2	6,71	-	4/14	189	0,25	10	0,37	0,29	3
Pommes frites	124	2,29	16	2,53	5	-	8/26	310	-	8	0,45	0,39	4
Kochbanane, gekocht	116	0,79	29,33	2,33	0,31	-	3/11	327	-	9	0,69	0,13	2
Kochbanane gelb, frittiert	236	1,42	40,77	3,2	7,51	-	-	290	-	6	0,62	0,24	-
Yamswurzel	101	2	22,40	5,56	0,13	-	17/23	160	-	25	0,70	0,30	3
Yamswurzel, gekocht	116	1,49	27,48	3,9	0,14	-	-/16	228	-	14	0,52	0,20	-
Manioka	136	1	32	2,90	0,23	--	15/24	200	-	32	1,19	0,55	2
Süßkartoffeln	111	1,63	24	3,14	0,60	-	12/12	270	-	35	0,85	0,90	2

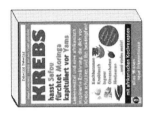

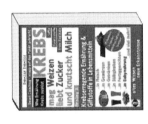

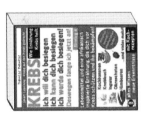

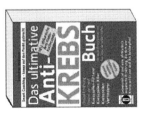

10.1.3 Hülsenfrüchte

	Energie kcal Kalorien je 100 g	Protein = Eiweiß g	Kohlenhydrate g	Ballaststoffe g	Fett g &%	B 12 g	Vit.B9 Folsäure gesamt µg	B6 µg	Vit. D µg	Ca. mg	Eisen mg	Zink mg	Jod µg
Tagesbedarf (nur Richtwerte)		70	57	30	60	3	400	2000	5 - 10	1000	14	15	150
Hülsenfrüchte													
Kidney Bohnen, getrocknet	383	16			9		49	223	-	214	9	3,2	2
Kidney Bohnen, Dose	302	11	58	10	2	-	29/65	560	-	38	2,90	2,50	7
Erbsen, getrocknet	354	10	74	11	1	-	11/20	220	-	14	2	2,10	1
Erbsen, grün, Dose	328	11	60	4	4	-	12/20	750	-	20	9	1,80	2
Kichererbsen, getrocknet	439	26	13	38	30	-	16/20	900	-	230	8,20	1,50	10
Kirchenerbsen, Dose	377	12	63	5,43	7	-	11/24	160	-	54	4,61	4,06	4
Linsen, getrocknet	341	9	65	9	4	-	17/26	400	-	15	1,50	2,50	2
Sojabohnen, getrocknet	355	7	75	4	2	-	13/16	670	-	23	3	1,52	2
Sojabohnen, Dosen	351	7	79	1	1	-	9/11	402	-	24	2,9	1,7	2
Sojabohnenmehl	355	12	62	7	6	-	0,00/49	139	-	25	3	2,25	1
Tofu	367	13	73	8	2,38	-	-	480	-	181	7,5	6	-

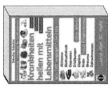

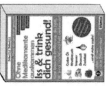

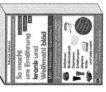

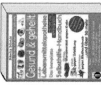

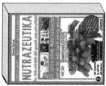

10.1.4 Nüsse, Kerne und Samen

	Energie	Protein =Eiweiß	Kohlenhydrate	Ballaststoffe	Fett	B12	Vit.B9 Folsäure gesamt	B6	Vit.D	Ca.	Eisen	Zink	Jod
	kcal Kalorien je 100 g	g	g	g	g &%	g	µg	µg	µg	mg	mg	mg	µg
Tagesbedarf (nur Richtwerte)		70		30	60	3	400	2000	5-10	1000	14	15	150
Nüsse, Kerne und Samen													
Erdnüsse, geröstet	579	25,63	9,45	11,35	49,4	-	48/126	400	-	65	2,32	3,38	14
Erdnüsse	561	25,25	8,29	10,93	48,10	-	56/169	440	-	40	1,82	2,83	13
Cashewnüsse	568	17,50	30,50	2,90	42,20	-	20/67	420	-	31	2,80	2,08	10
Mandeln	579	21,15	21,55	12,5	49,93	-	-/44	137	-	269	3,71	3,12	1
Haselnuss	650	16,25	6	7,70	63	-	-/90	660	-	149	3,43	2,08	1
Kokosnuss	361	4,62	4,78	9	36,50	-	-/30	60	-	20	2,25	0,79	1
Walnuss	654	14,90	10,60	6,14	62,50	-	54/77	870	-	87	2,50	2,70	3
Paranuss	660	13,59	3,55	8,10	66,80	-	16/40	110	-	132	3,40	4	0,10
Macadamianuss	706	7,26	0,00	12,90	76	-	100/446	187	-	45	1,80	1,10	2
Pistazien	574	17,64	11,55	10,61	51,60	-	20/58	250	-	135	7,30	0,81	5
Kürbiskerne	565	35,49	2,74	8,86	46,34	-	0,0/50	92	-	10	4,89	6,15	2
Sonnenblumenkerne	480	26,11	34,74	5,80	26,30	-	0/121	1270	-	86	5,72	5,76	4
Sesam	572	20,90	10,20	11,18	50,40	-	-/97	790	-	783	10	7,78	10
Leinsamen	372	24,40	-	35	30,90	-	16/20	900	-	230	8,20	1,50	10

10.1.5 Kräuter, Gewürze, Chili

	Energie	Protein = Eiweiß	Kohlenhydrate	Ballaststoffe	Fett	B 12	Vit.B9 Folsäure gesamt	B6	Vit. D	Ca.	Eisen	Zink	Jod
	kcal Kalorien je 100 g	g	g	g	g & %	g	µg	µg	µg	mg	mg	mg	µg
Tagesbedarf (nur Richtwerte)	70			30	60	3	400	2000	5-10	1000	14	15	150
Kräuter, Gewürze, Chili													
Ingwer, frisch	1,20	9	1,1	1	-	7/12	160	-	18	0,50	1,20	5	1,20
Knoblauch, frisch	6,05	28,41	1,81	48,10	-	-/20	380	-	38	1,40	0,58	2	6,05
Knoblauchpulver	15,94	71,09	4,77	0,32	-	-/26	801	-	91	3,13	1,371	6	15,94
Zwiebel, frisch	1,18	4,92	1,40	0,25	-	-/11	156	-	22	0,22	0,18	1	1,18
Schnittlauch, frisch	3,58	1,60	6	0,60	-	32/80	420	-	129	1,90	0,46	4	3,58
Lauch, Porree, frisch	2,24	3,21	2,20	0,34	-	24/56	250	-	87	1	0,31	1	2,24
Petersilie, frisch	4,43	7,38	4,25	0,40	-	47/116	200	-	245	5,5	0,90	15	4,43
Petersilie, getrocknet	22,71	35,94	21,79	2,05	-	120/296	820	-	1131	23,96	4,15	72	22,71
Basilikum, frisch	3,10	5,10	3,11	0,80	-	0/50	180	-	250	5,50	0,70	-	3,10
Basilikum, getrocknet	22,98	47,75	37,7	4,07	-	-/310	134	-	2240	89,9	7,10	5	22,98
Rosmarin, frisch	0,81	7,66	2,91	2,51	-	-/-		-	211	4,84	0,53	1	0,81
Rosmarin, getrocknet	4,90	46,40	17,65	15,20	-	-/307	174	-	1280	29,3	3,20	5	4,90
Oregano, frisch	2,20	9,70	2,52	2	-	42/50		-	310	7,38	0,90	0,80	2,20
Oregano, getrocknet	9	68,92	42,5	4,28	-	-/237	104	-	1587	36,80	2,69	-	9
Koriander, frisch	2,13	3,67	2,8	0,52	-		149	-	67	1,77	0,50	-	2,13
Koriander, getrocknet	12,40	25,90	29,12	17,80	-		200	-	660	16,32	4,70	5	12,40
Njangsang	22	25		46	-			-	647	0,4	0,4		22
Chili, rot	12	32	24	17	-			-	148	7,80	2,48	5	12
Chili, Pulver	12,30	33	22	16,80	-			-	280	14,30	2,70	5	12,30
Pfeffer	10,90	52	13	3,30	-		200	-	430	11,20	1,40	5	10,90
Curry, Pulver	1,20	9	1,1	1	-	7/12	160	-	18	0,50	1,20	5	1,20

10.1.6 Obst

	Energie	Protein = Eiweiß	Kohlenhydrate	Ballaststoffe	Fett	B 12	Vit.B9 Folsäure gesamt	B6	Vit. D	Ca.	Eisen	Zink	Jod
	kcal Kalorien je 100 g	g	g	g	g & %	g	µg	µg	µg	mg	mg	mg	µg
Tagesbedarf (nur Richtwerte)	70			30	60	3	400	2000	5 -10	1000	14	15	150
Trockene Früchte													
Apfel, getrocknet	278	1,82	61,27	10,72	2,14	-	13/21	161	-	38	2,57	0,64	11
Aprikose, getrocknet	238	5	47,87	17,65	0,50	-	-/5	170	-	82	4,40	0,40	2,00
Datteln, getrocknet	285	2,03	66,12	8,85	0,51	-	12/17	114	-	66	1,93	0,35	1
Ananas, getrocknet	180	1,42	38,25	4,32	0,46	-	-/10	190	-	49	1,23	0,30	0,00
Mango, getrocknet	289	2,88	61,55	8,17	2,16	-	120/139	500	-	58	1,92	0,19	10
Papaya, getrocknet	250	4	55,58	14,87	0,70	-	-/16	188	-	164	3.2	2,94	13
Feigen, getrocknet	284	5,86	58,17	9,20	2,25	-	17/27	397	-	244	2,71	1,13	9
Pflaumen, getrocknet	261	3,32	56,47	9,41	1,11	-	7/11	199	-	78	2,44	0,39	6
Banane, getrocknet	290	3,51	65,34	6,11	0,55	-	37/49	904	-	27	1,68	0,67	9
Guave, getrocknet	204	4,88	36,31	28,18	2,71	-	119/130	607	-	92	4,07	4,88	11
Kiwi, getrocknet	251	4,11	44,25	16,02	2,59	-	52/66	58	-	156	3,29	1,85	8

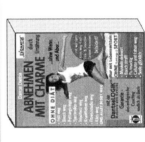

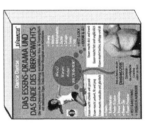

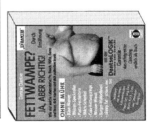

10.1.7   Gemüse

Mit Moringa Mangelerscheinungen beseitigen:

100 Gramm Blattpulver aus Moringa Oleifera enthalten im Vergleich:

☺ 17 x so viel Calcium wie 3,5%ige Kuhmilch

☺ 1,3 x mehr essentielle Aminosäuren als Eier

☺ 1,9 x mehr Ballaststoffe als Vollkornweizen

☺ 8,8 x mehr Eisen als ein Rinderfilet (Lende)

☺ 4,7 x mehr Folsäure als Rinderleber

☺ 1,5 x mehr Zink als ein Schweineschnitzel

☺ 7 x mehr Magnesium als Garnelen

	Energie kcal Kalorien je 100 g	Protein = Eiweiß g	Kohlen-hydrate g	Ballast-stoffe g	Fett g 8.%	B 12 g	Vit.B9 Folsäure gesamt µg	B6 µg	Vit. D µg	Ca. mg	Eisen mg	Zink mg	Jod µg
Tagesbedarf (nur Richtwerte)		70		30	60	3	400	2000	5-10	1000	14	15	150
Gemüse													
Moringa Blätter	294	22	28,5	25,5	5	1,40	viel	viel		286	63,4	2,4	-
Moringa Blattpulver	350	30	50	30	-	1,40	viel	440		1500	90		12
Spinat, frisch	17	2,52	0,55	2,58	0,30	-	6/56	220	-	126	4,10	0,58	0,80
Auberginen	17	1,24	2,49	2,82	0,18	-	13/31	80	-	13	0,42	0,28	
Chlorella Algen (Süßwasseralgen), frisch	37	5,90	2,10	0,24	0,40	20	108/180	34	-	70	2,30	1,10	
Chlorella, getrocknet						30-100							5-50
Nori Algen, getrocknet						55							
Avocados	130	1,37	3,55	4,10	12,50	-	-/20	270	-	14	0,44	0,64	3
Okra	20	2,10	2,20	4,90	0,20	-	38/88	80	-	84	1,20	0,60	5
Manioka, Knolle	134	1,2	35	2,9	0,3	-	16	0,16	-	35	0,7	0,51	2,1
Manioka, Blätter				3		-	64/90	170		297	7,8		
Brokkoli	26	3,30	2,51	3,00	0,20	-	40/44	280	-	105	1,30	0,60	15
Bohnen, grün	25	2,39	3,20	2,90	0,24	-	35/55	200		57	0,83	0,34	3
Blumenkohl	23	2,46	2,34	2,03	0,28	-	8/25	65		20	0,63	0,23	0,10
Champignons	15	2,74	0,56		0,24	-			1	11	1,19	0,54	18
Champignons, getrocknet	883	38,09	7,79	28,22	3,33		59/181	722	28	139	14,01	6,75	236
Morcheln	11	1,66	0,50	7,00	0,32	-	21/25	50	3	11	1,20	0,50	10

	Energie	Protein = Eiweiß	Kohlenhydrate	Ballaststoffe	Fett	B 12	Vit.B9 Folsäure gesamt	B6	Vit. D	Ca.	Eisen	Zink	Jod
	kcal Kalorien je 100 g	g	g	g	g 8%	g	µg	µg	µg	mg	mg	mg	µg
Tagesbedarf (nur Richtwerte)		70		30	60	3	400	2000	5-10	1000	14	15	150
Gemüse													
Pfifferlinge	38	1,49	6,86	3,8	0,53	-	-	44	5,3	15	**3,47**	0,71	-
Pfifferlinge, getrocknet	296	9,58	75,37	11,5	0,99	-	-/163	**965**	3,9	11	1,72	**7,66**	-
Steinpilze, frisch	20	3,60	0,53	6,89	0,60	-	21/26	30	3	23	1	0,70	**10**
Steinpilze, getrocknet	149	27,07	3,98	51,77	3	-	80/98	180	23	165	**6,39**	4,74	**75**
Feldsalat, Rapunzel	14	1,84	0,70	1,80	0,36	-	22/30	**250**	-	35	2,00	0,54	**35**
Fenchel	25	2,43	2,84	4,19	0,3	-	**100**	**100**	-	**109**	2,7	0,25	5
Grünkohl, Braunkohl	37	4,3	2,54	4,2	0,9	-	44	**250**	-	**212**	1,9	0,33	**12**
Gurken	12	0,60	1,81	0,54	0,20	-	15/20	35	-	15	0,50	0,16	2
Mangold	25	2,13	2,90	2,58	0,30	-	22/30	90	-	103	2,70	0,34	1
Meerrettich	64	2,80	11,67	7,50	0,30	-	24/26	**180**	-	105	1,40	1,40	1
Möhren, Karotten	26	0,89	4,80	3,63	0,20	-	8/12	93	-	41	2,10	0,64	**15**
Paprika Grün	20	1,17	2,91	3,59	0,30	-	10/18	**270**	-	11	0,75	0,18	2
Paprika, Rot	37	1,30	6,40	3,59	0,50	-	28/50	**450**	-	10	0,55	0,26	1
Paprika Gelb	30	1,20	5,30	3,59	0,30	-	10/18	**330**	-	8	0,40	0,10	2
Rosenkohl	36	4,45	3,29	4,40	0,34	-	72/78	**280**	-	31	1,10	0,50	0,70
Tomaten	17	095	2,60	0,95	0,21	-	20/39	**100**	-	40	0,50	0,17	1
Artischocke	22	2,40	2,63	10,79	0,12	-	30/68	97	-	53	1,50	0,06	4

10.1.8 Tee

	Energie	Protein = Eiweiß	Kohlenhydrate	Ballaststoffe	Fett	B 12	Vit.B9 Folsäure gesamt	B6	Vit. D	Ca.	Eisen	Zink	Jod
	kcal Kalorien je 100 g	g	g	g	g &%	g	µg	µg	µg	mg	mg	mg	µg
Tagesbedarf (nur Richtwerte)		70		30	60	3	400	2000	5 - 10	1000	14	15	150
Tee, trocken													
Schwarzer Tee	156	26,40	0,80	55,40	5,20	-	11/15	300	-	302	17,20	3,02	8
Grüner Tee	156	26,40	0,80	55,40	5,20	-	11/15	300	-	302	17,20	3,02	8
Rooibos	230	6,45	18,46	64,30	0,66	0,50	-/246	131	-	237	22,50	1,26	44
Kräutertee, Pfefferminztee, Fruchtetee	356	12,10	65,50	12,10	4,25		28/60	300	-	300	78	2	6

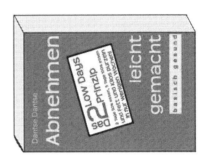

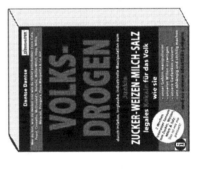

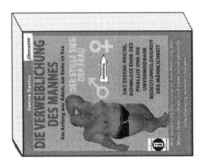

Anhang

Childhood asthma may be a consequence of vitamin D deficiency.

Litonjua AA. Channing Laboratory and Pulmonary and Critical Care Division, Department of Medicine, Brigham and Women's Hospital, Harvard Medical School, Boston, Massachusetts 02115, USA.

augusto.litonjua@channing.harvard.edu

Abstract Vitamin D deficiency has been rediscovered as a public health problem worldwide. It has been postulated that vitamin D deficiency may explain a portion of the asthma epidemic. The purpose of this review is to present the evidence for a role of vitamin D in asthma. Both animal models and studies in human fetal tissues show that vitamin D plays a role in fetal lung growth and maturation. Epidemiologic studies have also suggested that higher prenatal vitamin D intakes have a protective role against wheezing illnesses in young children. Vitamin D may protect against wheezing illnesses through its role in upregulating antimicrobial proteins or through its multiple immune effects. In addition, vitamin D may play a therapeutic role in steroid resistant asthmatics, and lower vitamin D levels have recently been associated with higher risks for asthma exacerbations. Improving vitamin D status holds promise in primary prevention of asthma, in decreasing exacerbations of disease, and in treating steroid resistance.

However, the appropriate level of circulating vitamin D for optimal immune functioning remains unclear. Because vitamin D deficiency is prevalent even in sun-replete areas, clinical trials are needed to definitively answer questions about the role of vitamin D in asthma. PMID: 19365260 [PubMed - indexed for MEDLINE] PMCID: PMC2897155 Free PMC Article Display Settings: Abstract Publication Types, MeSH Terms, Substances, Grant Support

Am J Med Sci. 2009 Jul;338(1):40-4.

Vitamin D deficiency and risk for cardiovascular disease.
Judd SE, Tangpricha V. Department of Biostatistics, University of Alabama at Birmingham, Birmingham, Alabama, USA.

Abstract Vitamin D is an important prohormone for optimal intestinal calcium absorption for mineralization of bone. Because the vitamin D receptor is present in multiple tissues, there has been interest in evaluating other potential functions of vitamin D, particularly, in cardiovascular diseases (CVD). Cross-sectional studies have reported that vitamin D deficiency is associated with increased risk of CVD, including hypertension, heart failure, and ischemic heart disease. Initial prospective studies have also demonstrated that vitamin D deficiency increases the risk of developing incident hypertension or sudden cardiac death in individuals with preexisting CVD. Very few prospective clinical studies have been conducted to examine the effect of vitamin D supplementation on cardiovascular outcomes. The mechanism for how vitamin D may improve CVD outcomes remains obscure; however, potential hypotheses include the downregulation of the renin-angiotensinaldosterone system, direct effects on the heart, and vasculature or improvement of glycemic control. This review will examine the epidemiologic and clinical evidence for vitamin D deficiency as a cardiovascular risk factor and explore potential mechanisms for the cardioprotective effect of vitamin D. PMID: 19593102 [PubMed - indexed for MEDLINE] PMCID: PMC2851242 Free PMC Article Display Settings: Abstract Publication Types, MeSH Terms, Grant Support

Quellen

Internetquellen

http://www.wissen.de/medizin/proteinmangel

http://www.vitamindmangel.net/vitamin-d-tabletten-unwirksam-oder-sinnvoll.html

https://www.dge.de/wissenschaft/referenzwerte/folat/

https://www.wasserklinik.com/naehrstoffgehalt-von-obst-und-gemuese/

http://www.xn--aktiv-fr-gesundheit-cbc.de/mineralien/mineralstoffmangel/

https://www.reformhaus-kaliss.de/media/wysiwyg/Inhalte/vitamine_mineralstoffe_neu.pdf

https://ndb.nal.usda.gov/ndb/foods/show/6531?manu=&fgcd=&ds=

http://www.naehrwertrechner.de

Kanadische Nährstoff-Datei: https://aliments-nutrition.canada.ca/cnf-fce/index-fra.jsp

https://www.canada.ca/content/dam/hc-sc/migration/hc-sc/fn-an/alt_formats/pdf/nutrition/fiche-nutri-data/nvscf-vnqau-fra.pdf

https://www.organicfacts.net/health-benefits/cereal/teff-grain.html

http://ajcn.nutrition.org/content/16/3/315.short

http://www.white-star.de/wsd/teff/urkorn.php

http://www.ernaehrung.de/lebensmittel/de

https://pro.anses.fr/tableciqual/

Über Moringa: http://www.vivanutria.de/images/spiegel_mo.pdf

https://www.zentrum-der-gesundheit.de/vitamin-b12-quellen-fuer-veganer-ia.html

http://www.naturalnews.com/035177_chlorella_cilantro_detox.html

http://www.naturalnews.com/034716_chlorella_blood_pressure_nutrition.html

http://www.naturalnews.com/034109_chlorella_superfood.html

https://www.ncbi.nlm.nih.gov/pmc/articles/PMC4042564/

Literatur

McCance and Widdowson's the Composition of Foods

Balch, Phyllis, CNC, Prescription for Nutritional Healing, S. 65

Vitamin B12 for vegans, British Medical Journal, 13 August 1977

Deutsches Ärzteblatt: Gesundheitliche Bedeutung der Folsäurezufuhr (Achtung: falsche Maßeinheit im Artikel: Milli-/m- statt Mikro-/μ-!)

Elmadfa I., Leitzmann C. (2004): Ernährung des Menschen. Ulmer, Stuttgart, 4. Aufl., S. 246

Thomson C.A. et al.: Nutrient intake and anemia risk in the Women's Health Initiative Observational

DGE (Deutsche Gesellschaft für Ernährung)

Deutsche Gesellschaft für Ernährung: Referenzwerte für die Nährstoffzufuhr. Folat. 1. Auflage, 3. korrigierter Nachdruck 2008

Sven-David Müller, Karin Raschke: Das Kalorien-Nährwert-Lexikon. 2004, S. 28

ÖGE (Österreichische Gesellschaft für Ernährung)

SGE (Schweizerische Gesellschaft für Ernährungsforschung)

SVE (Schweizerische Vereinigung für Ernährung) (Hrsg) (2008): Referenzwerte für die Nährstoffzufuhr. Neuer Umschau Buchverlag, Neustadt an der Weinstraße, 3. korr. Nachdruck

Berger I (2009): Vitamin B12-Mangel bei veganer Ernährung: Mythen und Realitäten aufgezeigt anhand einer empirischen Studie. Ibidem, Stuttgart, S. 34-55

Hans Kohl: Aminosäuren - ihre theoretische und praktische Bedeutung für die klinische Therapie. Editor Cantor, 1954, DNB 45250916

37. Känel R et al, Vitamin D and central hypersensitivity in patients with chronic pain., Pain Medicine, 2014 Sep;15(9):1609-18

Das Leben des Autors

Anders sein, anders sehen, anders handeln, damit etwas Erfrischendes herein kommt.

Mein Name ist Dantse Dantse, ich bin gebürtiger Kameruner und Vater von fünf Kindern, die zum Teil schon studieren. Meine Hobbys sind schreiben, joggen, träumen und Gott und alles, was er gemacht hat, bewundern und lieben.

Als ältester Sohn einer afrikanischen „Truppe" von 8 Kindern meiner Mutter und als Drittältester Sohn und siebtes aller Kinder meines verstorbenen Vaters, der insgesamt 25 Kinder mit drei amtlich verheirateten Frauen hatte, war mein Leben immer ein spannender Film, seit ich ein Kind war. Alle Kinder und alle Frauen wohnten zusammen in einer Anlage, die Kinder in einem Haus und der Vater und seine Frauen in einem separaten Haus. Wir aßen alle zusammen, spielten zusammen. Eine Frau kochte für alle Kinder. Wir Kinder haben immer eine Ansprechpartnerin gehabt, denn jede einzelne Frau war unsere Mutter. Wenn die eigene Mutter verreist war, kümmerte sich die andere Mutter um dich. Diese Erfahrung muss man machen. Das ist etwas Besonderes, man lernt zu teilen, zu lieben, mit 24 gleichwertigen anderen. Automatisch ist die Definition von wichtigen Werten, wie Geben, Teilen, Gefühle, Liebe, Eifersucht, Geduld, Verständnis zeigen uvm. anders als bei Kindern einer sogenannten „normalen" Familie. Wenn du aus solch einer Familie kommst wie ich, erfährst du so viele Sachen, die dich im Leben weiterbringen. Du lernst viel, weil du schnell lernen musst, um nicht runterzufallen.

Mein Leben ging auch im Erwachsenenalter spannend weiter, nicht nur, weil ich Vater von fünf Kindern von unterschiedlichen, schönen Frauen aus unterschiedlichen Kulturen bin, sondern auch, weil ich Grenzerlebnisse hatte, seien sie gut oder schlecht, die mich geformt haben. Ich habe viele Menschen verloren und viele dazu gewonnen. Ich habe so viele schöne Dinge erlebt, aber auch sehr schmerzhafte Erfahrungen gemacht. Ich habe in meinem Leben fast alles probiert, denn ich bin ein Mensch, der ständig das Neue sucht und vor Risiken keine Angst hat, der bereit ist, bis zum Ende zu gehen, um zu wissen, was aus etwas wird.

Frauen waren und sind immer meine Leidenschaft gewesen, auch heute noch, wenn auch nicht mehr in diesen Mengen. Ein kleiner Star war ich immer gewesen, mein Star. Ich brauchte nicht den Erfolg von Robbie Willams, um bei den Frauen anzukommen. Frauen haben somit mein Leben sehr geprägt. Wichtig dabei ist, dass ich mich nicht verloren habe, sondern im Gegenteil mich stetig weiterentwickelt habe. Viele kennen mich als jemanden, der unkonventionell denkt und lebt, der sehr positiv ist, der ein guter Vater ist, dem die Freiheit (die innere und die äußere) fundamental wichtig ist, der an das Gute im Menschen glaubt, trotz mancher unschöner Vorfälle, der hilfsbereit ist und gerne verzeiht, kurz, als eine Person, die glücklich ist, wie sie ist, aber dennoch weitermacht.

Beruflich passierte sehr viel, vom Studium bis heute. Ich habe unterschiedliche Dinge gemacht und dabei habe ich nicht immer die Rahmenbedingungen beachtet, denn die bremsen meistens. Ich lebe und arbeite seit über 25 Jahren in Deutschland und arbeite heute als Erfolgs-Coach und Marketingberater. Ich berate Menschen und Firmen, wenn sie nicht mehr wissen, wie es weitergeht! Vor dem Coaching gab es, wie gesagt, noch vieles anderes: Studium, Geschäftsführer, Außenhandel, Firmengründer, Internet, PR, und, und, und...

Die Idee zu schreiben habe ich schon als Kind gehabt, aber erst die Erfahrungen aus meiner Tätigkeit als Berater und Coach brachten mich dazu, mein Hobby in die Tat umzusetzen. Da mein afrikanisch-inspiriertes Coaching gerade immer mehr

Deutsche anspricht und ihnen hilft, habe ich mich auf Anraten einer Kundin entschlossen, meine Erfahrungen und Ratschläge in Büchern weiterzugeben.

Meine Begeisterung für alles, was mit Menschen zu tun hat ist fast selbstverständlich:

1. Seit 23 Jahren bin ich Vater und Erzieher von mehreren Kindern aus verschiedenen Kulturkreisen, dem afrikanischen und dem europäischen. Das macht für mich als Vater die Erziehung jedes Kindes anders und spannend, aber auch herausfordernd. Durch diese Kinder habe ich außerdem viele andere Kinder und Eltern kennengelernt.

2. Durch meine Erziehung habe ich gelernt, dass Werte und Persönlichkeit sehr wichtig sind. Mein Vater, der beruflich sehr aktiv war als Politiker und hoher Beamter des Landes, fand immer Zeit am Wochenende, um uns Geschichten zu erzählen und Lieder beizubringen. Wir saßen dann stundenlang im Dunkel auf der Wiese vor unseren Häusern (dem Haus der Eltern und dem Haus der Kinder) und hörten ihm zu, seine Geschichte hatte immer mit etwas zu tun, was uns beschäftigte oder was uns als Individuum stärken würde. Er konnte aus einem Zitat aus der Bibel eine herzliche Geschichte erzählen. Diese Geschichten sind Jahrzehnte später

immer noch in meinem Kopf. In Afrika sagt man, erst ein starker Mensch als Individuum macht eine starke Gesellschaft. Anders herum ist es ungesund. Die Gesellschaft wäre zwar stark, aber die Menschen darin kaputt und krank. Deswegen sollte jedes Kind seinen eigenen Weg suchen und finden und sich nicht immer dem Diktat der Allgemeinheit beugen. Alleine dastehen bedeutet nicht, dass die anderen Recht haben und auf Seite der Wahrheit stehen, nur weil sie viele sind. Du kannst Recht haben und sie alle nicht. Man sollte keine Angst haben, den Weg zu nehmen, den kein anderer nimmt. Man kann es Sonderweg nennen. Dein Weg aber ist der richtige für dich.

Die Kinder, sagte mein Vater, müssen mit Werten und Liebe zur Selbstständigkeit und Unabhängigkeit erzogen werden. Kinder müssen so erzogen werden, dass sie aus eigenen Kraft das Gute vom Schlechten trennen können, erkennen können, was ihnen guttut, damit sie der Gesellschaft auch Gutes tun können. Die Kinder müssen so erzogen werden, dass sie glücklich sind und das Vertrauen haben, dass sie auch nach schwierigen Zeiten, die immer im Leben eines Menschen kommen, trotzdem weiter glücklich sein werden.

Solche Lehre begleitete mich und mit der Zeit war ich auch immer mehr davon überzeugt, dass das wichtig ist. Wir sehen in den westlichen Ländern, wie die Gesellschaft stark ist, aber viele Menschen schwach und krank sind.

In einer solchen Großfamilie musst du bestimmte Eigenschaften und Strategien entwickeln, um auf dich aufmerksam zu machen, ohne den anderen zu schaden. Vieles das dich sehr beschäftigt, passiert schon in sehr frühem Alter, unter anderem ist der Kampf um die Gerechtigkeit und Gleichheit zwischen allen Geschwistern gegenüber den Eltern sehr bedeutend. Da die Eltern nicht so viel Zeit für dich haben wie in einer Familie mit nur zwei Kindern, musst du sehr aufmerksam sein und manche deiner Probleme alleine lösen. Das bedeutet, dass du schon als Kind Philosoph, Psychologe und Therapeut bist.

Als ältester Sohn musste ich, nach der afrikanischen Kultur, schon sehr früh praktisch die Funktion eines Erziehers (hier Vater und Mutter) übernehmen. Dafür wurde ich auch speziell geschult. Das Beste dabei war, dass man die ältesten Kinder geschlechtsneutral ausbildete, damit sie gleichzeitig die Funktion von Papa und Mama übernehmen können. Das heißt, dass ich Papa und Mama bin, seitdem ich 10 war.

Und heute freue ich mich sehr, diese Erfahrungen gemacht zu haben und dass ich die Chance hatte, meine jüngeren Geschwister mit zu erziehen und viel daraus für mich zu lernen. All das hat mir sehr bei der Erziehung von meinen eigenen Kindern geholfen. Aus diesen Erfahrungen habe ich sehr viel gelernt und viel Wissen gesammelt, das man kaum aus Büchern lernen kann.

3. Als Coach und Berater habe ich viele Menschen, Frauen, Männer, Paare, Kinder aus unterschiedlichen Kontinenten, Kulturen, sozialen und beruflichen Kreisen betreut.

Ich schreibe, wie ich bin. Ich schreibe vielseitig, weil mein Leben auch vielseitig ist und keinen "normalen und üblichen und planmäßigen" Weg, wie die Menschen ihn gewohnt sind, genommen hat. Das wollte ich auch nie so haben. Ich war und bin die Art von Mensch, die man üblicherweise Lebenskünstler nennt. Unkonventionell, frei in meiner Person und in meiner Denkweise, unabhängig von Etabliertem, das ich aber voll respektiere. Meine Werte sind Liebe, Gerechtigkeit, Verzeihen können, Kulanz, Optimismus, Freigiebigkeit, Verantwortung tragen, Freiheit mit mir selbst und mit anderen und dazu noch guter Vater sein.

Fast alle meine Bücher beruhen auf wahren Begebenheiten. Ich schreibe Bücher über moderne Themen, die die Menschen und die Gesellschaft bewegen, Bücher über schwere Schicksale, Tabuthemen, Ethik und Moral, über Erziehung, über das Glück. Ich schreibe auch Ratgeberbücher und Kinderbücher mit interkulturellem Hintergrund, da meine Kinder in interkulturellen Verhältnissen leben. Ich bringe Erfahrungen aus zwei unterschiedlichen Kulturen mit, die ich vereinen musste, um meinen Kindern das Bestmögliche zu geben.

Dieses Wissen und diese Erfahrungen waren für Menschen, die meinen Rat gesucht haben, stets eine große Bereicherung.

Meine afrikanisch-inspirierten Tipps und Tricks helfen in allen Lebensbereichen von Kindererziehung über Partnerschaft, Sexualität, Gesundheit, Ernährung bis zum Glücklichsein. Auch noch so harte Nüsse können weichgekocht werden und das alles mit Liebe, Geduld, Konsequenz und Gerechtigkeit. Dafür ist es sehr wichtig sich selbst zu kennen, zu lieben und sich selbst zum Glücklichsein zu erziehen.

Mein Schreibstil ist authentisch und angenehm zu lesen. Die Wortwahl ist einfach, unkompliziert, verständlich, sowie deutlich. Meine Bücher sollen neugierig und nachdenklich machen und Spaß und Lust am Lesen wecken. Ich möchte meinen Stil unbedingt beibehalten, damit die Leser mich so kennen, so akzeptieren und durch ihn auch erkennen, dass ich kein gebürtiger Deutscher bin. Das ist mein Anreiz, auf Deutsch zu schreiben.

Lies meine Bücher, und du wirst verstehen, was ich über mich geschrieben habe. Gerne können wir weiter streiten, diskutieren und ausdiskutieren und Frieden schließen. Gerne lese ich auch dein Lob.

Meine Autorenseite ist: www.dantse-dantse.com,

E-Mail: Leser@dantse-dantse.com

Meine Coachingseite ist: www.mycoacher.jimdo.com,

E-Mail: mycoacher@yahoo.de

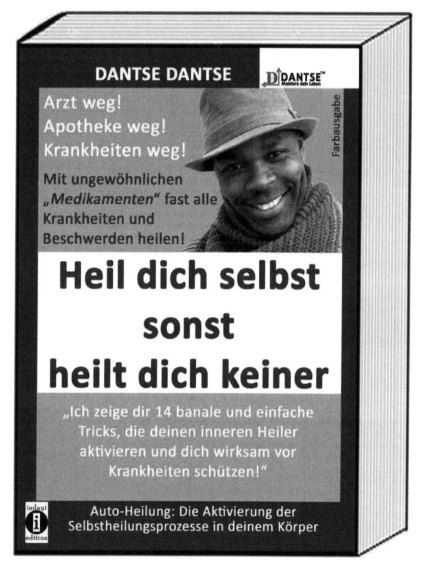

DANTSE DANTSE

Arzt weg!
Apotheke weg!
Krankheiten weg!

Mit ungewöhnlichen
„Medikamenten" fast alle
Krankheiten und
Beschwerden heilen!

Heil dich selbst
sonst
heilt dich keiner

„Ich zeige dir 14 banale und einfache
Tricks, die deinen inneren Heiler
aktivieren und dich wirksam vor
Krankheiten schützen!"

Auto-Heilung: Die Aktivierung der
Selbstheilungsprozesse in deinem Körper

Farbausgabe

Selbstheilung kann jeder

Lass das Unmögliche möglich werden mit ganz banalen Tricks und heile dich selbst! Sogar gefährliche Krankheiten wie Krebs.

Du hast bis heute nie an Wunderheilung gedacht und geglaubt? Das heißt Heilung ohne den Einsatz von Medikamenten? Dann wirst du dich über dieses Buch wundern, denn der Autor Dantse Dantse glaubt selbst nicht an Wunderheilung, sondern an ganz einfache Phänomenen und Handlungen, die im Körper Heilungsprozesse bewirken, als ob wir ein hochwirksames Medikament eingenommen hätten. Hast du dich schon einmal gefragt, warum einige Menschen Jahr für Jahr den ganzen Winter ohne eine einzige Erkältung durchkommen, obwohl alle um sie herum erkältet sind? Hast du dich gefragt, warum manche Menschen nie Migräne und Kopfschmerzen haben? Warum manche Menschen mit chronischen Krankheiten wie Krebs gegen alle Wahrscheinlichkeiten weiterleben und manche den Krebs sogar vollständig besiegen, obwohl die Schulmedizin ihnen nur noch einige Wochen oder Monaten Zeit zum Leben gegeben hatte?

Dantse zeigt dir in diesem Buch ganz banale Tipps, Tricks und Ratschläge, mit denen es jeder schaffen kann seinen inneren Heiler zu aktivieren und sich selbst ohne Medikamente zu heilen, Krankheiten vorzubeugen oder den medizinischen Heilungsprozess wirksam und erfolgreich zu unterstützen.

„Mit diesem Buch bist du nun imstande, dir selbst Placebo-Effekte zu schaffen, die dich sehr wirkungsvoll heilen und schützen" so der Autor.

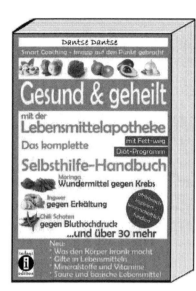

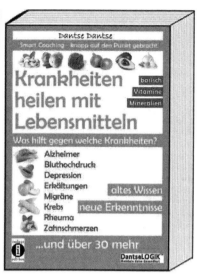

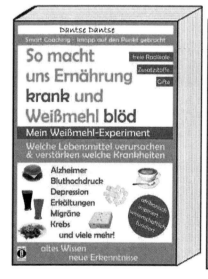

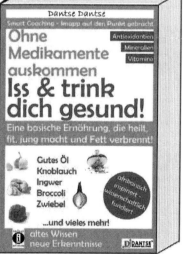

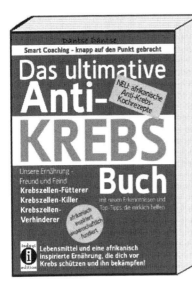

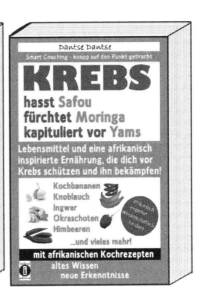

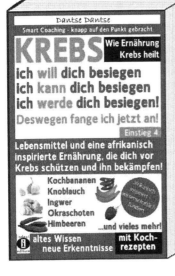

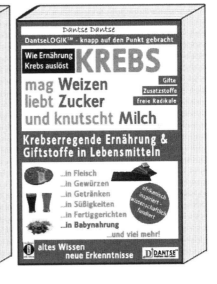

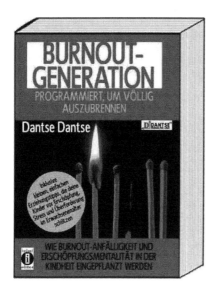

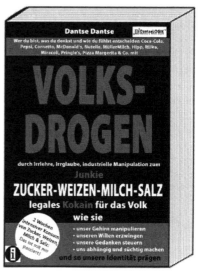

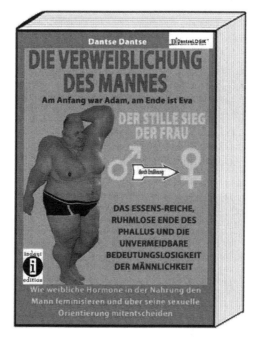

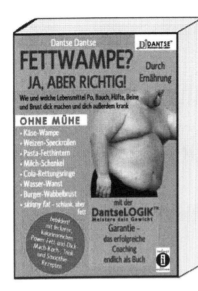

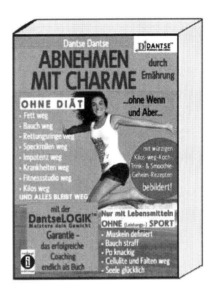

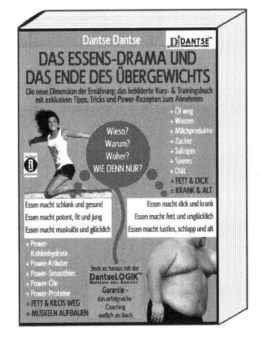

371

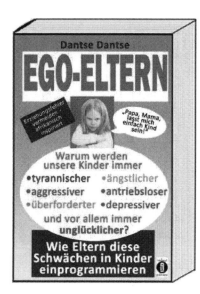

Dantse Dantse

EGO-ELTERN

Erziehungsfehler vermeiden afrikanisch inspiriert

„Papa, Mama, lasst mich einfach Kind sein!"

Warum werden unsere Kinder immer
- •tyrannischer •ängstlicher
- •aggressiver •antriebsloser
- •überforderter •depressiver

und vor allem immer
unglücklicher?

Wie Eltern diese
Schwächen in Kinder
einprogrammieren

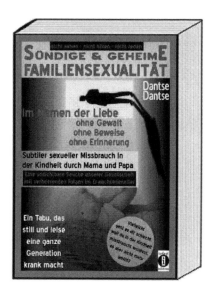

nicht sehen - nicht hören - nicht reden

SÜNDIGE & GEHEIME FAMILIENSEXUALITÄT

Dantse
Dantse

Im Namen der Liebe
ohne Gewalt
ohne Beweise
ohne Erinnerung

Subtiler sexueller Missbrauch in
der Kindheit durch Mama und Papa

Eine unsichtbare Seuche unserer Gesellschaften
mit verheerenden Folgen im Erwachsenenalter

Ein Tabu, das

still und leise

eine ganze

Generation

krank macht

Vielleicht
liegt es dir schlecht
weil du in der Kindheit
missbraucht wurdest,
es aber nicht mehr
weißt?

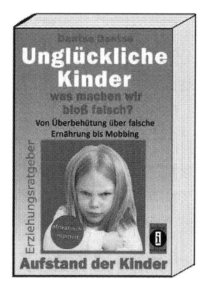

Dantse Dantse

Unglückliche Kinder

was machen wir
bloß falsch?

Von Überbehütung über falsche
Ernährung bis Mobbing

Erziehungsratgeber

afrikanisch
inspiriert

Aufstand der Kinder

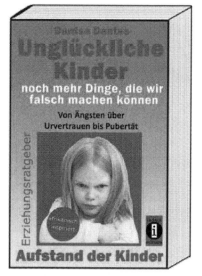

Dantse Dantse

Unglückliche Kinder

noch mehr Dinge, die wir
falsch machen können

Von Ängsten über
Urvertrauen bis Pubertät

Erziehungsratgeber

afrikanisch
inspiriert

Aufstand der Kinder

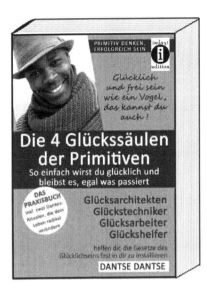

PRIMITIV DENKEN, ERFOLGREICH SEIN

Glücklich und frei sein wie ein Vogel, das kannst du auch!

Die 4 Glückssäulen der Primitiven

So einfach wirst du glücklich und bleibst es, egal was passiert

DAS PRAXISBUCH
inkl. zwei Dankes-Ritualen, die dein Leben radikal verändern

Glücksarchitekten
Glückstechniker
Glücksarbeiter
Glückshelfer

helfen dir, die Gesetze des Glücklichseins fest in dir zu installieren

DANTSE DANTSE

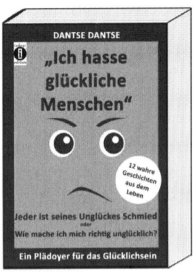

DANTSE DANTSE

„Ich hasse glückliche Menschen"

12 wahre Geschichten aus dem Leben

Jeder ist seines Unglückes Schmied
oder
Wie mache ich mich richtig unglücklich?

Ein Plädoyer für das Glücklichsein

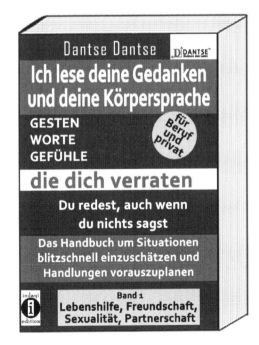

Dantse Dantse   DANTSE

Ich lese deine Gedanken und deine Körpersprache

GESTEN
WORTE
GEFÜHLE

für Beruf und privat

die dich verraten

Du redest, auch wenn du nichts sagst

Das Handbuch um Situationen blitzschnell einzuschätzen und Handlungen vorauszuplanen

Band 1
Lebenshilfe, Freundschaft, Sexualität, Partnerschaft

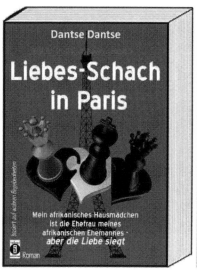

Dantse Dantse

Liebes-Schach in Paris

Mein afrikanisches Hausmädchen ist die Ehefrau meines afrikanischen Ehemannes - *aber die Liebe siegt*

Roman

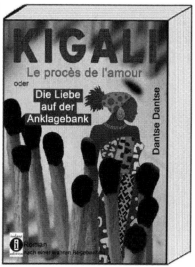

KIGALI

Le procès de l'amour

oder

Die Liebe auf der Anklagebank

Dantse Dantse

Roman
Nach einer wahren Begebenheit

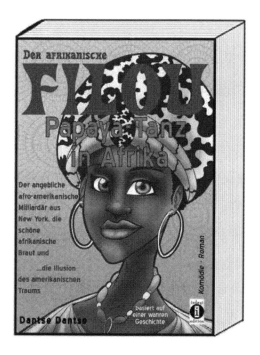

Der afrikanische **FLOU**

Papaya-Tanz in Afrika

Der angebliche afro-amerikanische Milliardär aus New York, die schöne afrikanische Braut und

...die Illusion des amerikanischen Traums

Dantse Dantse

Basiert auf einer wahren Geschichte

Komödie - Roman

374

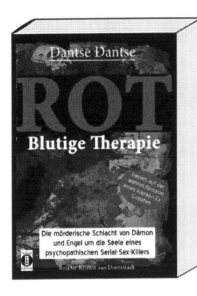

Dantse Dantse

ROT

Blutige Therapie

basiert auf der wahren Fantasie eines kranken Ex-Soldaten

Die mörderische Schlacht von Dämon und Engel um die Seele eines psychopathischen Serial-Sex-Killers

KriDar-Krimis aus Darmstadt

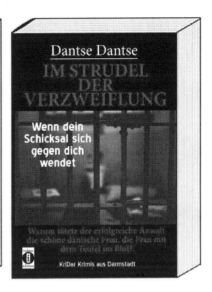

Dantse Dantse

IM STRUDEL DER VERZWEIFLUNG

Wenn dein Schicksal sich gegen dich wendet

Warum tötete der erfolgreiche Anwalt die schöne dänische Frau, die Frau mit dem Teufel im Blut?

KriDar-Krimis aus Darmstadt

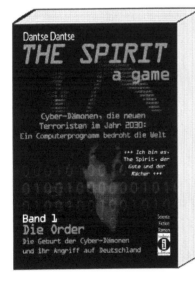

Dantse Dantse

THE SPIRIT

a game

Cyber-Dämonen, die neuen Terroristen im Jahr 2030: Ein Computerprogramm bedroht die Welt

+++ Ich bin es, The Spirit, der Gute und der Rächer +++

**Band 1
Die Order**
Die Geburt der Cyber-Dämonen und ihr Angriff auf Deutschland

Science Fiction Roman

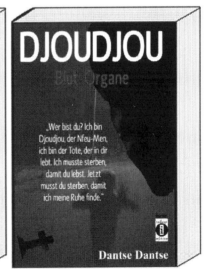

DJOUDJOU

Blut-Organe

„Wer bist du? Ich bin Djoudjou, der Nfeu-Men, ich bin der Tote, der in dir lebt. Ich musste sterben, damit du lebst. Jetzt musst du sterben, damit ich meine Ruhe finde."

Dantse Dantse

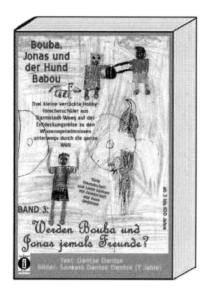

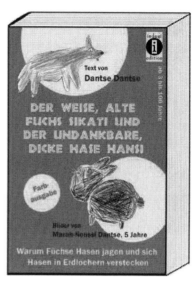

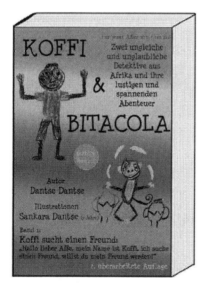

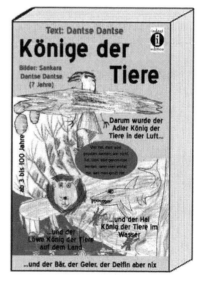

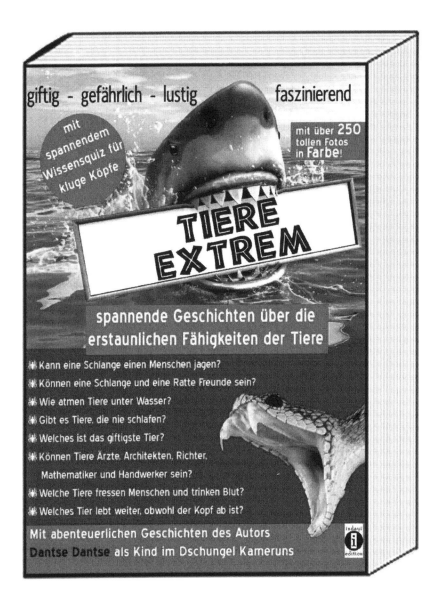

Weitere Bücher von indayi edition (Auszug)

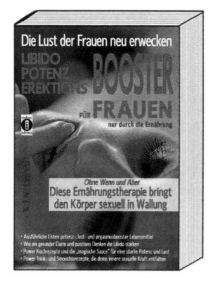

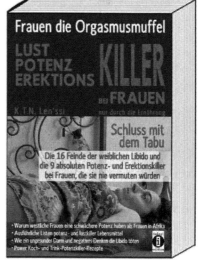

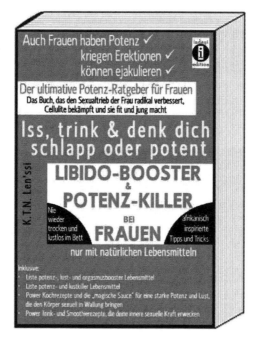

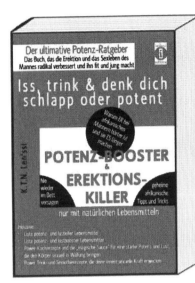

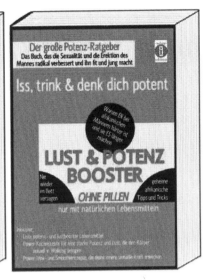

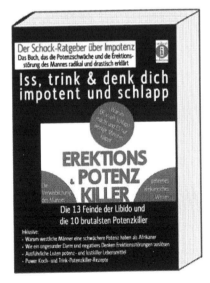

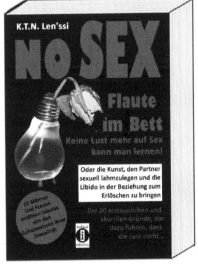

379

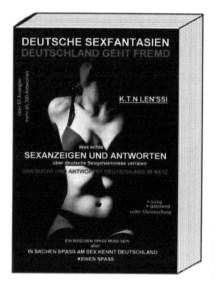

DEUTSCHE SEXFANTASIEN
DEUTSCHLAND GEHT FREMD

K.T.N LEN'SSI

Was echte
SEXANZEIGEN UND ANTWORTEN
über deutsche Sexgeheimnisse verraten

DAS BUCH? UND ANTWORTET DEUTSCHLAND IM NETZ

• lustig
• spannend
voller Überraschung

EIN BISSCHEN SPASS MUSS SEIN
aber
IN SACHEN SPASS AM SEX KENNT DEUTSCHLAND
KEINEN SPASS

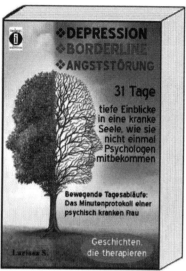

❖DEPRESSION
❖BORDERLINE
❖ANGSTSTÖRUNG

31 Tage

tiefe Einblicke
in eine kranke
Seele, wie sie
nicht einmal
Psychologen
mitbekommen

Bewegende Tagesabläufe:
Das Minutenprotokoll einer
psychisch kranken Frau

Geschichten,
die therapieren

Larissa S.

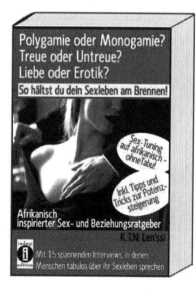

Polygamie oder Monogamie?
Treue oder Untreue?
Liebe oder Erotik?
So hältst du dein Sexleben am Brennen!

Sex-Tuning
auf afrikanisch -
ohne Tabu!

Inkl. Tipps und
Tricks zur Potenz-
steigerung

Afrikanisch
inspirierter Sex- und Beziehungsratgeber
K.T.N. Len'ssi

Mit 15 spannenden Interviews, in denen
Menschen tabulos über ihr Sexleben sprechen

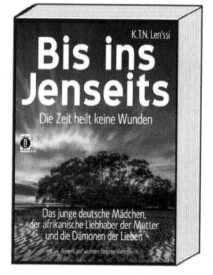

K.T.N. Len'ssi

Bis ins
Jenseits
Die Zeit heilt keine Wunden

Das junge deutsche Mädchen,
der afrikanische Liebhaber der Mutter
und die Dämonen der Lieben

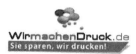

WirmachenDruck.de
Sie sparen, wir drucken!